10个月完美孕育

10GeYue Wanmei Yunyu

徐 方 主编

吉林出版集团
吉林科学技术出版社

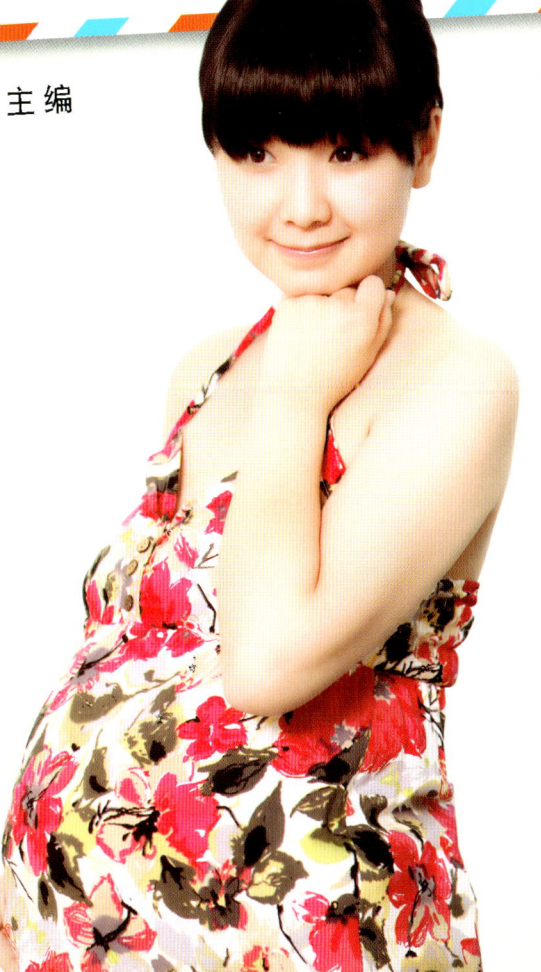

图书在版编目（CIP）数据

10个月完美孕育 / 徐方主编. -- 长春：吉林科学技术出版社，2012.3
ISBN 978-7-5384-5676-9

Ⅰ. ①1… Ⅱ. ①徐… Ⅲ. ①妊娠期－妇幼保健－基本知识②婴幼儿－哺育－基本知识 Ⅳ. ①R715.3②TS976.31

中国版本图书馆CIP数据核字（2012）第014481号

10个月完美孕育

主　　编	徐　方
副 主 编	李雅娟
模　　特	张莹楠　于　洋
出 版 人	张瑛琳
责任编辑	孟　波　端金香　赵　沫
封面设计	长春市一行平面设计有限公司
开　　本	780mm×1460mm　1/24
字　　数	260千字
印　　张	8.5
印　　数	1—10000册
版　　次	2012年3月第1版
印　　次	2012年3月第1次印刷

出　　版	吉林出版集团 吉林科学技术出版社
发　　行	吉林科学技术出版社
地　　址	长春市人民大街4646号
邮　　编	130021
发行部电话/传真	0431-85635177　85651759　85651628 　　　　　　　　85677817　85600611　85670016
储运部电话	0431-84612872
编辑部电话	0431-85635186
网　　址	www.jlstp.net
印　　刷	长春新华印刷集团有限公司

书　　号	ISBN 978-7-5384-5676-9	如有印装质量问题　可寄出版社调换	
定　　价	39.90元（赠光盘）	版权所有　翻印必究　举报电话：0431-85635186	

前言 Qianyan

　　夫妻想要生出健康、聪慧的胎宝宝，计划受孕是基础。所谓计划受孕，是指在生理、心理以及经济等各方面条件都已经成熟的情况下，夫妻双方通过一定的科学方法，丈夫实现在计划时间内令妻子成功怀孕的过程。

　　当我们知道自己怀孕的那一刻，我们就会不厌其烦地在心中描绘着孩子的样子，他会长得像妈妈还是爸爸。

　　心中美好的愿望，能在我们的言行、举止和生命中表现出来。正因为先有了怀孕的愿望，然后才有了生命生长的实际。

　　呈现在读者面前的这本书是一本以解决准妈妈疑惑，帮助准妈妈安全快乐地度过孕期的保健书。尤其是第一次怀孕的女性，在身体和心理上，都会发生一连串的变化，有些事项要特别注意。

　　有些怀孕的女性，自己已经怀孕了，却还浑然不觉，或是根本不了解身体的反应，以致误食药物或者疏忽了生活上的细节，导致对胎儿和母体产生不良的影响。希望本书的出版能在一定程度上解决准妈妈的问题，哪怕只是解决几个小问题，也是我们的巨大安慰，真心希望所有待产的准妈妈都能迎来一位健康漂亮的小天使。

...目录...
Mulu

第一章
怀孕第一个月
幸福在不知不觉中到来

- 胎宝宝的成长发育
- 准妈妈的身体变化
- 本月大事记
- 本月细节备忘
- 准爸爸必修课
- 本月孕期检查

22 **第一周**
怀孕了吗？
22 建立良好的生活方式
22 心情要放松
23 工作和生活中规避辐射危害
24 防辐射服的选用
25 合理的睡眠时间
25 选择舒适的床上用品
25 **威胁胎宝宝的药物有哪些**

27 孕期不宜从事的工作
28 **调整自己的饮食习惯**
28 多吃高蛋白的食物
28 饮食要清淡易消化
28 少量多餐
28 多喝水

29 **第二周**
抓住好时机
29 推测胎宝宝哪天降生
30 保证营养均衡
30 叶酸的补充
30 锌的补充
30 铁的补充
30 预防孕期流感的对策
31 准妈妈腹部增大有何规律

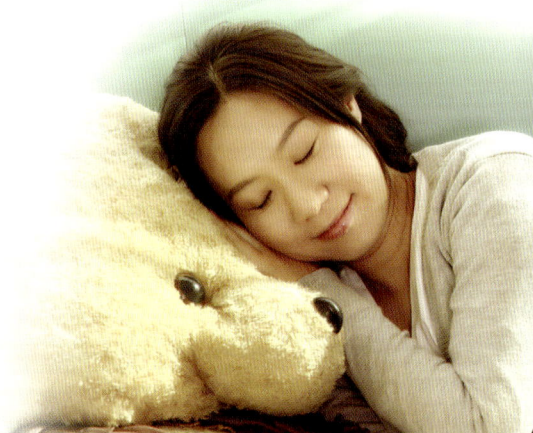

32	**第三周** **一点一滴的改变**		**第二章** **怀孕第二个月** 做坚强的准妈妈
32	警惕高危妊娠		
32	建立围产期保健手册		
33	计算所需开支		

胎宝宝的成长发育
准妈妈的身体变化
本月大事记
本月细节备忘
准爸爸必修课
本月孕期检查

34	**第四周** **真的当妈妈了**	42	**第五周** **宝贝扎根了**
34	推算预产期	42	**如何知道自己怀孕了**
35	提高食欲的好方法	42	月经停止
35	要保持乐观的情绪	42	早孕试纸
35	要进行适当的活动	42	基础体温
35	要选择可口的饮食	43	早孕反应
36	早孕反应	43	乳房变化
37	准妈妈寄语	43	到医院确认
37	准妈妈妊娠记录	43	**孕早期体检的必查项目**
		43	早孕咨询的内容
		44	早孕检查的内容
		45	**告诉周围的人你已经怀孕了**
		45	选一个合适的岗位
		45	主动告诉领导

...目录...
Mulu

- 46 告诉你周围的同事你已经怀孕了
- 46 做好工作的交接
- 46 多吃清淡易消化的食物

47 第六周 开始有点恶心

- 47 **警惕病毒感染**
- 47 风疹病毒
- 47 戊肝病毒
- 48 **宫外孕的症状**
- 48 停经
- 48 腹痛
- 48 阴道不规则出血
- 48 晕厥与休克
- 49 宫外孕的预防
- 49 **如何改善"早孕反应"**
- 49 从日常生活中加以调整
- 50 从饮食上加以调整
- 50 精神疗法
- 50 止吐药的使用

51 第七周 要时刻小心

- 51 孕早期可多做有氧运动
- 52 胃灼痛怎么办
- 52 预防感冒的小方法

53 第八周 要控制情绪

- 53 大约有10%的准妈妈会经历流产
- 54 有必要正确认识维生素
- 54 各种维生素摄入不足的危害
- 56 各种维生素服用过量的危害
- 57 **准妈妈寄语**
- 57 **准妈妈妊娠记录**

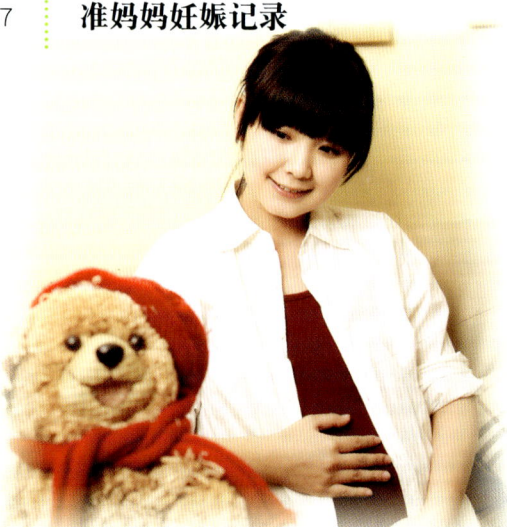

第三章
怀孕第三个月
关键期的特别保护

- 胎宝宝的成长发育
- 准妈妈的身体变化
- 本月大事记
- 本月细节备忘
- 准爸爸必修课
- 本月孕期检查

62	**第九周 营养饮食最关键**
62	**准妈妈衣服的选择**
62	上衣
62	风衣
62	背带裤
63	袜子
63	胸罩
63	内裤
64	睡衣
64	鞋子的选择
65	妊娠早期反应一般持续多长时间
65	警惕先兆流产
66	**第十周 感觉自己像个孕妇了**
66	避免噪声污染
66	怎样吃鱼更健康
67	看似卫生的不卫生习惯
67	用看似洁白干净的纸包裹食品
67	用毛巾擦拭餐具
67	将水果腐烂的地方挖掉一样吃
68	**第十一周 体形变了**
68	怀孕后也可以做的家务
69	准妈妈化妆注意了
69	饮食要定时定量
70	准妈妈要有正确的姿势
71	**第十二周 安全度过危险期**
71	准妈妈应注意晒太阳
71	营养不是越多越好
72	产前检查时间安排和具体项目表

...目录...
Mulu

73 **异常妊娠早发现**	82 牙龈病
73 畸形儿发生的原因	82 蛀牙
73 易生出畸形儿的孕妇	82 急性牙根炎
75 准妈妈寄语	83 **科学饮水**
75 准妈妈妊娠记录	

84 **第十四周**
更真实地感受到胎宝宝

第四章
怀孕第四个月
快乐孕中期

胎宝宝的成长发育
准妈妈的身体变化
本月大事记
本月细节备忘
准爸爸必修课
本月孕期检查

84 **洗澡时的注意事项**
84 洗澡的时间不应该太长
85 洗澡的水温要注意调节
85 最好采用淋浴
86 **孕中期常见的小症状**
86 头晕
87 小腿抽搐
88 皮肤瘙痒

80 **第十三周**
感觉舒服多了
80 一起来做运动
81 注意口腔卫生
81 牙周炎

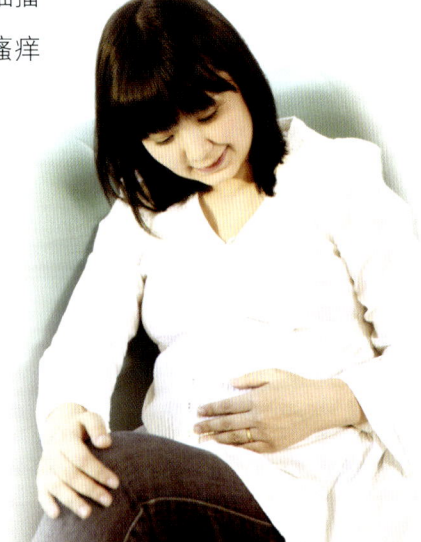

8

89	**第十五周**
	享受孕妇的特殊待遇
89	预防妊娠纹产生的诀窍
90	做一些轻便的家务
90	注意控制糖分摄入
90	亲自哺乳
90	使用专业抗妊娠纹乳液
90	现在补钙很重要

91	**第十六周**
	胎宝宝开始打嗝
91	有必要做唐氏筛查
91	补充营养要因人而异
92	腹痛的治疗
92	异常妊娠所致的腹痛
92	输卵管妊娠
92	卵巢妊娠
92	子宫颈妊娠
92	腹腔妊娠
93	准妈妈寄语
93	准妈妈妊娠记录

第五章
怀孕第五个月
挺起骄傲的肚子

胎宝宝的成长发育
准妈妈的身体变化
本月大事记
本月细节备忘
准爸爸必修课
本月孕期检查

98	**第十七周**
	肚子越来越大
98	失眠了怎么办
98	生理原因
98	心理原因
98	现实原因
99	巧吃职场工作餐

100	**第十八周**
	开始自我监测胎动
100	工作中怎样更舒服
101	第一次胎动
101	母子一体化胎教

...目录...
Mulu

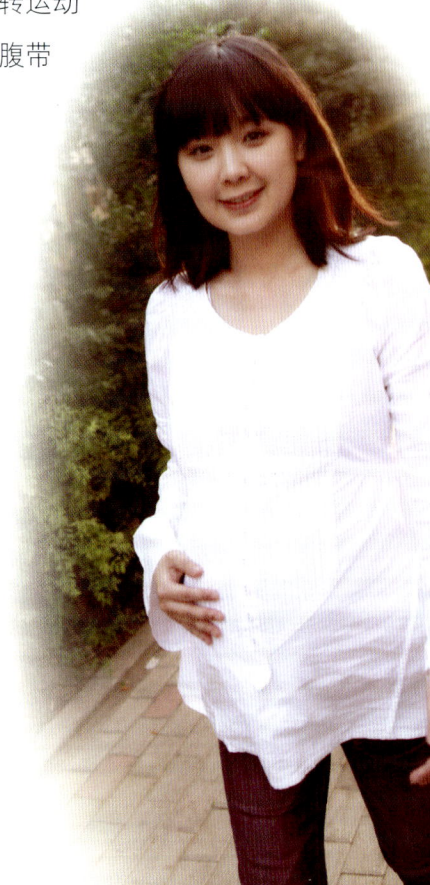

102	**第十九周**
	胃口大好
102	准妈妈的靓丽肌肤
102	洗脸
102	防晒
103	按摩
103	擦搓脸和手
104	**平衡膳食要适当增加营养**
104	牛奶是必不可少的营养补充剂
104	尽量多吃鱼肉和鸡肉
105	豆类制品要多吃
105	水果和蔬菜都是常备食品
105	可以适当吃些小零食
105	不要总是吃精米精面
106	**现在就开始做亲子拍打游戏**
106	拍打前的准备
106	拍打时的姿势
106	拍打的方法
107	**第二十周**
	每个人的症状不同
107	小心预防阴道炎
108	缓解腰酸背痛的小方法
108	腰酸背痛的原因
108	维持良好的姿势
109	**怀孕中期的运动**
109	练习盘腿坐
109	骨盆扭转运动
109	借助托腹带

110	振动骨盆运动	118	**第二十二周**
110	腹式呼吸练习		**体重长得很快**
110	各种舒缓运动	118	快乐出游安全守则
111	**准妈妈寄语**	118	合理的日程计划
111	**准妈妈妊娠记录**	118	征求医生意见
		119	选择交通工具
		119	保持饮食规律
		119	保持清洁
		119	怎样选择旅游地
		120	**预防胎儿宫内发育迟缓**
		120	**减轻头痛的方法**
		120	在头上敷热毛巾
		120	充分放松身心
		121	**要学会正确补铁**

第六章
怀孕第六个月
胎动带来的喜悦

胎宝宝的成长发育
准妈妈的身体变化
本月大事记
本月细节备忘
准爸爸必修课
本月孕期检查

116	**第二十一周**	122	**第二十三周**
	穿上美丽的孕妇装		**快乐的准妈妈**
116	孕中期也能享受"性福"	122	还是素面和短发好
116	摄取营养又不变胖的饮食	123	每周工作不宜超过32小时
117	普通B超可以发现胎儿畸形	123	坚果可以让胎宝宝更聪慧
117	胎动的自行检查		

目录 Mulu

124	**第二十四周**
	大脑的发育高峰期
124	光照胎教从什么时间开始好
125	测量宫高和腹围
125	谨防巨大儿和低体重儿出生的对策
125	保持身心愉悦
126	营养均衡
126	远离垃圾食品
126	散步及做适当的运动
127	准妈妈寄语
127	准妈妈妊娠记录

第七章
怀孕第七个月
肚子越来越大

胎宝宝的成长发育
准妈妈的身体变化
本月大事记
本月细节备忘
准爸爸必修课
本月孕期检查

132	**第二十五周**
	注意饮食的结构
132	**预防妊娠糖尿病**
133	严格控制热量
133	少量多餐
133	正确选择糖类
133	多摄取纤维质
133	减少油脂摄入
133	注重蛋白质摄取
134	**准妈妈不宜多吃的食物**
134	不宜多吃菠菜
134	不要吃螃蟹

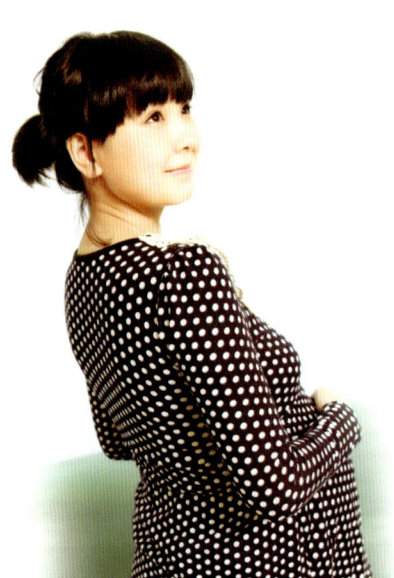

134	不要吃田鸡	140	你容易患上妊娠高血压综合征吗
135	不要多吃桂圆	140	辨别妊娠高血压综合征的要点
135	不宜过多吃动物肝脏	141	预防妊娠高血压综合征的饮食
135	吃肉类要适量	141	**准妈妈远离便秘的苦恼**
135	吃鸡蛋要适量	141	保持正常的饮食习惯
		141	多喝水
136	**第二十六周 消除水肿**	141	养成定时排便的习惯
		141	保持充足的睡眠和适量的运动
136	**妊娠水肿怎么办**		
136	生理性水肿		
137	病态性水肿	142	**第二十八周 做个好梦吧，宝贝**
137	过胖的"肿"		
138	**下肢静脉曲张**	142	**多吃一些补脑食品**
138	怀孕时体内激素改变	142	芝麻
138	胎儿和增大的子宫压迫血管	142	小米和玉米
138	家族遗传或孕期体重过重	143	核桃
		143	海产品
		143	**音乐胎教的选择**
139	**第二十七周 新一轮的不适**	145	**准妈妈寄语**
		145	**准妈妈妊娠记录**
139	**色彩有利于胎儿生长**		
140	**预防妊娠高血压综合征**		
140	严重水肿就要去看医生了		

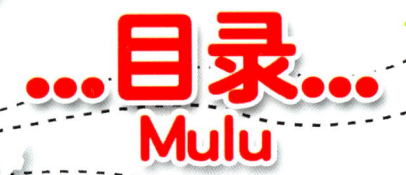

第八章 怀孕第八个月
怎么这么多不舒服

- 胎宝宝的成长发育
- 准妈妈的身体变化
- 本月大事记
- 本月细节备忘
- 准爸爸必修课
- 本月孕期检查

150 **第二十九周**
远离妊娠高血压综合征

150 孕晚期正确认识假宫缩
151 保持轻松的情绪
151 合理使用补品
152 提早防范新生儿溶血症

153 **第三十周**
肚子胀胀的

153 长痔疮怎么办
153 怀孕前没有痔疮的准妈妈
154 孕前已经有痔疮的准妈妈
155 耻骨疼痛
155 注意仰卧综合征

156 **第三十一周**
越来越沉重

156 什么是骨盆测量
157 尿频怎么办
157 怀孕初期与后期尿频比较明显的原因
157 缓解尿频的方法

158 **第三十二周**
圆润可爱的小宝贝

158 当心胎宝宝提前来报到
159 准妈妈方面
159 胎儿胎盘方面
160 脐带绕颈并不可怕

160	做好乳房保健	170	准妈妈的心理调试
161	准妈妈寄语	170	孕晚期的种种忧虑
161	准妈妈妊娠记录	171	准妈妈的心理自救

第九章 怀孕第九个月
万分期待

- 胎宝宝的成长发育
- 准妈妈的身体变化
- 本月大事记
- 本月细节备忘
- 准爸爸必修课
- 本月孕期检查

173	**第三十四周 胎位正常吗**
173	了解产后瘦身的关键期
174	胎位不正
174	判断胎位不正的方法
174	矫正胎位不正的方法
176	孕晚期运动好处多
176	絮絮叨叨的语言胎教

166	**第三十三周 东西准备好了吗**
166	国家规定的产假休息时间
167	胎宝宝专属物品清单
168	提前确定到哪家医院分娩
168	妇幼保健院更专业
168	综合性医院的优势
169	其他因素

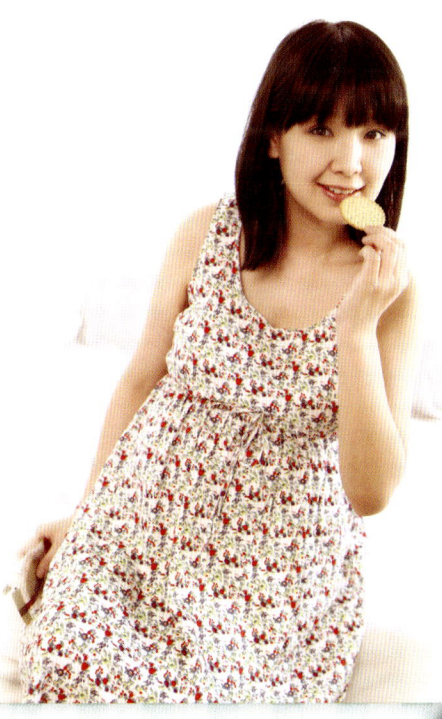

目录 Mulu

- 177 **第三十五周 忐忑不安的时期**
- 177 有助顺产的产前运动
- 178 给胎宝宝讲故事、数数字、看画册
- 178 讲故事
- 178 数数字
- 178 看画册
- 179 乳头凹陷短平如何调理
- 179 用温水清洁
- 179 做乳头牵拉伸展练习

- 180 **第三十六周 进入待产期**
- 180 随时做好入院准备
- 180 提前入院的情况
- 180 做好产前准备
- 181 分娩前在家需要做的事情
- 182 多吃能提高睡眠质量的食物
- 182 为分娩储备能量
- 183 准妈妈寄语
- 183 准妈妈妊娠记录

第十章 怀孕第十个月
终于等到这一天

胎宝宝的成长发育
准妈妈的身体变化
本月大事记
本月细节备忘
准爸爸必修课
本月孕期检查

- 188 **第三十七周 充分休息吧**
- 188 入院待产包清单
- 189 泌尿系统感染的防治
- 190 分娩前兆

- 192 **第三十八周 多做一些分娩准备**
- 192 分娩呼吸法
- 192 腹式呼吸法
- 192 胸式呼吸法

193	**分娩前准备**	200	**第四十周**
			与胎宝宝面对面
193	产前要做好外阴清洁卫生		
193	产前要排空大小便	200	分娩会不会需要很长时间
193	应给分娩过程中的产妇准备食品	201	练"奇招"缓解产妇痛苦
194	怎样应对急产	202	分娩头三天怎么吃
195	临产前的心理调试	202	产后医院生活备忘
195	不怕难产	203	准妈妈寄语
195	不怕痛	203	准妈妈妊娠记录
195	生男生女都一样		

第三十九周
了解分娩知识

- 196 **分娩的三个过程**
- 196 第一阶段：宫口扩张期
- 197 第二阶段：胎儿娩出期
- 198 第三阶段：胎盘娩出期
- 198 **分娩方式**
- 198 自然分娩
- 198 产钳助产
- 199 剖宫产
- 199 无痛分娩
- 199 **自然分娩和剖宫产的比较**

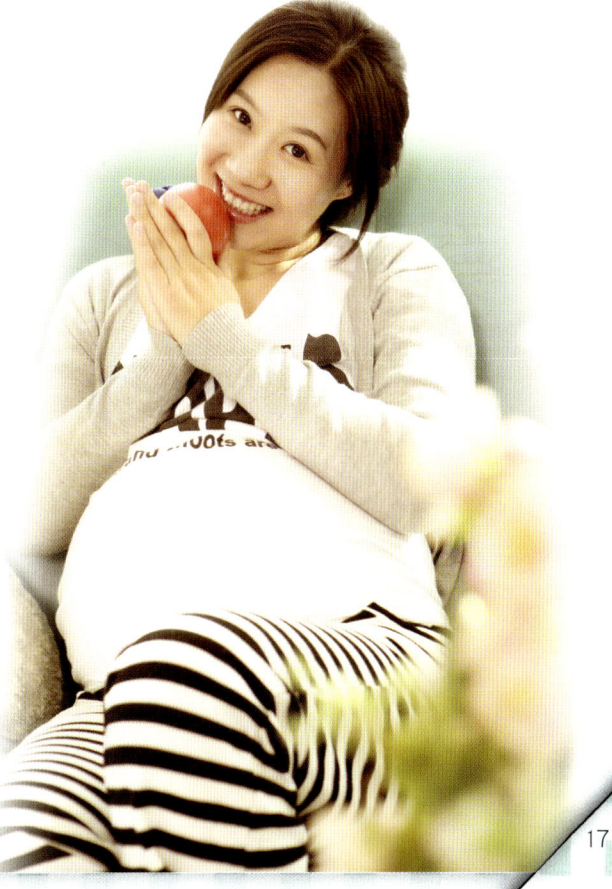

第一章

怀孕第一个月

幸福在不知不觉中到来

胎宝宝的成长发育　准妈妈的身体变化

准妈妈的变化

周数	变化
准备怀孕1~2周：看不出身体发生任何变化	身体没有发生任何变化，子宫有如鸡蛋般大小，且怀孕初期基本没有什么变化。随着月经结束，子宫内膜开始变厚，并同时准备排卵。到了排卵日期，成熟的卵子就会从卵巢中出来，在输卵管中停留12~24小时，等待精子的到来
第三周：完成受精	到了这周，准妈妈才算是真正怀孕，受精卵已经进入子宫开始发育，在转移到子宫的过程中，有时会有轻微的流血现象，这是属于正常的现象。本周准妈妈会出现类似感冒的症状，全身乏力的同时持续低热
第四周：月经没有如期到来	你怀孕了！尽管试纸上显示的结果还很轻微，但此时胚芽已在你的子宫里着床了。现在子宫内膜受到卵巢分泌的激素影响，变得肥厚松软而且富有营养，血管轻轻扩张，水分充足。受精卵不断分裂，移入子宫腔后形成一个实心细胞团，称为"桑胚体"，这时的受精卵就叫胚泡。当胚泡外周的透明带消失后，它会与子宫内膜接触并埋于子宫内膜里，这就是"着床"

胎宝宝的变化

周数	变化
准备怀孕1~2周：卵子在输卵管中等待精子	怀孕并不是从精子和卵子的相遇开始的，而是从生成具有怀孕能力的卵子开始的。所以，怀孕期以40周计算，将准备产生新卵子的一周视为怀孕第一周
第三周：受精卵开始细胞分裂	受精卵从输卵管进入子宫，同时进行细胞分裂，在到达子宫腔时分裂为16个细胞，经过6次细胞分裂变成64个细胞。受精卵在受精4~5天后到达子宫，但它并不能马上着床于子宫壁上，而是在子宫内游荡3天，充分做好着床前的准备。当受精卵在子宫内准备着床时，子宫壁为了迎接受精卵的到来，会变得柔软而厚实
第四周：胎儿从头部到臀部长为0.36~1毫米	胚胎在短短一周的时间里，体积增长10倍，心脏开始形成，胎儿的头部有了一个雏形，此时会出现一个小尾巴，将来会发育成骶骨和尾骨。脑、脊髓等神经系统、血液等循环器官的原形几乎都已出现。从第4周开始，出现了心脏的原基，虽然还不具有心脏的外形，但已在身体内轻轻地跳动。现在的胚胎已经可以称为一个小生命了

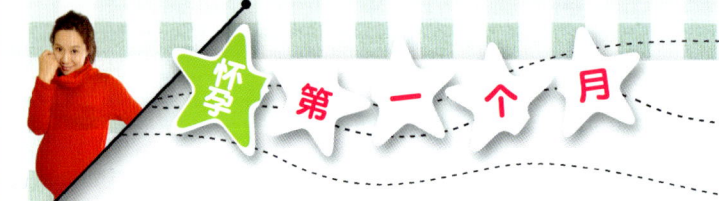

本月大事记

·如果发觉有规律的月经没有按时到来,基础体温连续处于高温期,应该怀疑自己是否怀孕,在平时月经期的大约1周以后,即可利用早早孕试纸检查是否怀孕。

·如果你出现类似感冒的症状,不要草率地认为就是感冒而进行治疗,因为这种症状很可能是一种妊娠反应。

·这个时期,虽然还不能确定是否怀孕,但平时就要多留意身体变化,以免受精和着床的过程因外部不稳定的环境而遭受影响。计划怀孕时就要保证充分的休息,减轻家务劳动,避免剧烈运动,还要及时变更较长的旅行计划。

本月细节备忘

·准妈妈从得知怀孕的那一刻起,就应该认真检查自己的饮食习惯。一日三餐要确保营养均衡,以清淡、易消化为原则,避免高热量和高盐分食品的摄入,速食与冰凉饮料也应尽量避免。对于食品不仅要考虑到营养搭配,更要确保安全,选择食材时最好选择应季的有机蔬菜、水果。有些食物可能会导致流产,在整个孕期都不要食用,如芦荟、螃蟹、甲鱼、薏米、马齿苋等。

·怀孕初期应避免拍X光片。怀孕的头三周内胎儿将形成身体的主要器官,此时外部和内部的微小变化都可能影响胎儿的正常成长,特别在迅速进行细胞分裂的状态下,辐射线带来的损伤更严重。如果在怀孕不足一个月就置身于辐射线中,那么因辐射线导致流产的可能性极大。

·一般情况下,怀孕3～8周,准妈妈的用药会影响胎儿,因为这个时期胎儿正在形成中枢神经、心脏、眼睛、耳朵、手臂等器官,因此应避免任何外来刺激。当然,准妈妈也不必因为服用了一两次药物而太过紧张,毕竟因药物致畸的比率很小,如果在不知道怀孕的情况下吃了某些药物,应及早去医院向医生咨询,并详细地讲出药物的服用情况,请医生帮助判断并及时找出对策。

准爸爸必修课

- 准妈妈去医院检查，准爸爸应尽量抽时间陪同，并在医生的指导下准备叶酸及所需补充的维生素，督促妻子每天按时按量服用。
- 戒烟、戒酒、戒药物，因为烟、酒、药物都会对胎宝宝的成长造成不良影响。
- 准备关于孕期指南及育儿方面的书籍。
- 这一时期，准爸爸要多与准妈妈沟通，消除准妈妈的心理压力。夫妻双方一起制定一个孕期日程表，罗列每个月该做的事情。
- 从现在开始，要改变晚归、不爱劳动等不好的习惯，在孕期需要准爸爸做的事很多，准爸爸要有更多的时间陪在准妈妈身边。一方面有照应，另一方面会让准妈妈觉得温暖、心情愉快。
- 此时期内，准爸爸要节制自己的性欲。

本月孕期检查

- 当怀疑自己是否怀孕时，最好到正规医院里检查以便获得最准确的结果，还可以了解有关怀孕的常识，在受精三周后就能利用尿液检查得知准确的结果。另外通过B超检查也能确认是否怀孕，如发现子宫体积变大、子宫内壁变厚，B超下见胎芽就能确认已经怀孕。在本月末进行验孕检查，准确率可达到90%以上。
- 此时期应该到保健医院去建卡，每位准妈妈应选择一家固定的医疗单位。从早孕确诊、产前检查、分娩到产后随诊，尽量在一家医疗单位进行。
- 怀孕确诊越早越好，这样能使准妈妈及家人都能注意到一些问题。

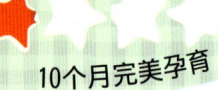

10个月完美孕育

第一周
怀孕了吗？

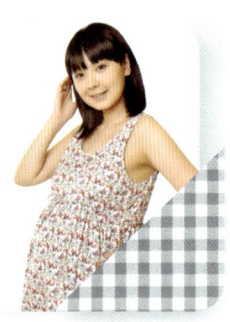

建立良好的生活方式

心情要放松

十月怀胎一朝分娩，父母的喜悦是可以想象的。如果生下一个畸形儿，不但家长受到很大的刺激，而且孩子本身的痛苦更是难以形容的。因此，很多父母处于担忧之中，其实这种过度的担忧完全没有必要，只会加重自己的心理负担。而乐观的准妈妈总是看事情的光明面，或总是预期最好的状况。而且在怀孕期间比较注重养成健康的饮食和运动习惯，这样在无形中就大大降低了早产的风险。随着胎宝宝的一天天长大，胎宝宝和准妈妈的心灵感应也会日渐明显，如果准妈妈的心情开朗、乐观，胎宝宝自然也会安静愉快；如果准妈妈的心情压抑、悲观，终日担心胎宝宝的健康问题，反而会使胎宝宝躁动不安、缺乏耐性。所以为了腹中的胎宝宝着想，准妈妈应该时时刻刻注意自己的情绪，即便是遇到人生的低谷，也要懂得随时调整自己的心态，尽量排除不良情绪，保持一颗乐观的心，只有这样才能使腹中的胎宝宝情绪愉快，健康成长。

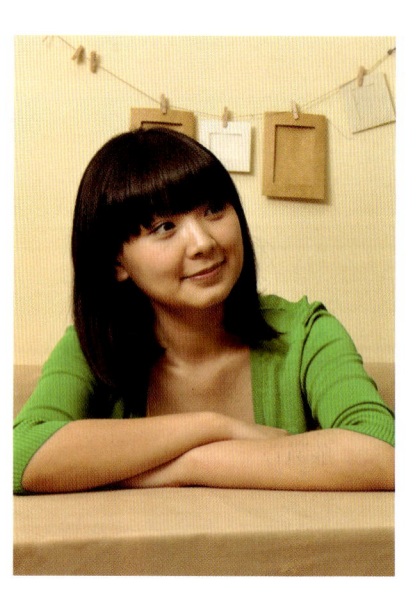

 自从我怀孕后情绪一直都很不稳定，经常生气，加上老公常出差，郁闷的时候就会哭，我知道这样对胎儿不好，可是总控制不了怎么办？

 你现在的问题是感觉自己缺乏安全感。怀孕了觉得生活已经不像以前一样了，这都能够理解，这些也需要慢慢适应。现在，你的心理和生理上都承受很大的压力，你要做的就是放松。学习做做各种胎教，整个人也会慢慢变得柔和。

工作和生活中规避辐射危害

切忌家电集中放置

家用电器集中摆放容易使人受到双倍或多倍的辐射危害。一般情况下一种电器的辐射危害可能是人体能够承受的，但是如果在一个相对集中的环境中同时使用两种或多种电器，势必会超过人体能够承受的界限。因此，建议电脑、电视、电冰箱等家用电器分开摆放，并且不宜摆放在卧室中。

安全隐患在电脑的后面

这是因为电脑的后面辐射强度最大，左右两面次之，相对其他三面，正面的辐射反而最弱。所以，规避电脑辐射的重点是看工作、生活中常常逗留的地方是否有电脑其他三面正对着准妈妈这样的安全隐患存在。

水是吸收电磁波的最好介质

在可能的情况下建议用玻璃容器或塑料容器盛水放置在辐射源边，可有效降低辐射强度。特别注意，盛水的容器不可使用金属的。

减少开机时间

关于这一问题，最典型的就是电脑和电视。建议准妈妈在不用电脑、不看电视的情况下，记得及时关机，以减少不必要的伤害。

使用电脑后及时清洁手和脸

准妈妈养成这种好习惯，可以有效避免暴露着的肌肤色素沉着、产生斑疹或引起其他皮肤病变等等。

哪些食物能抗辐射

此处指的是准妈妈可以安全食用的，可以抗辐射的，比较常见的食物有番茄、西瓜、红葡萄、杏、番石榴、番木瓜、紫苋菜、黑芝麻等。

 怀孕真的不能上网吗？

 准妈妈可以在身体承受范围内，每天用2～3小时的电脑，每次1小时左右比较好。

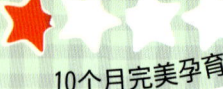

10个月完美孕育

防辐射服的选用

怎样选择面料

目前市面上制作防辐射服的面料主要有两种，即不锈钢纤维和碳素纤维。从防辐射的角度来讲，前者优于后者。所以，准妈妈在购买时要注意面料的区分。

样式的选择

一般较为常用的是背心款，但通常情况下根据不同人群和季节的需要也有短裙款、长袖款、吊带款、肚兜款等选择。

洗涤方法

为了减少对防辐射效果的影响，建议尽量少洗为宜。在洗涤的过程中水温不能超过90℃，可使用中性的洗涤剂（不可漂白或使用带有漂白成分的洗涤剂）轻揉手洗。洗后不要拧干，要直接悬挂晾干。熨烫时要用中温或参考衣服上的标记。

如何辨别真伪

首先是用手摸，如果手感较硬，一般质量就不可靠。其次，正规厂家生产的防辐射服都会随产品配有一小块单独的面料，如果将这块面料用火烧过，能看到一层密密的金属网的便是真的使用不锈钢纤维纺织的。此外，还可以用防辐射服将手机包住，包裹的厚度与严密度就像将手机装在衣服口袋中为宜，如果手机没有信号，就可以证明防辐射服的品质不错。

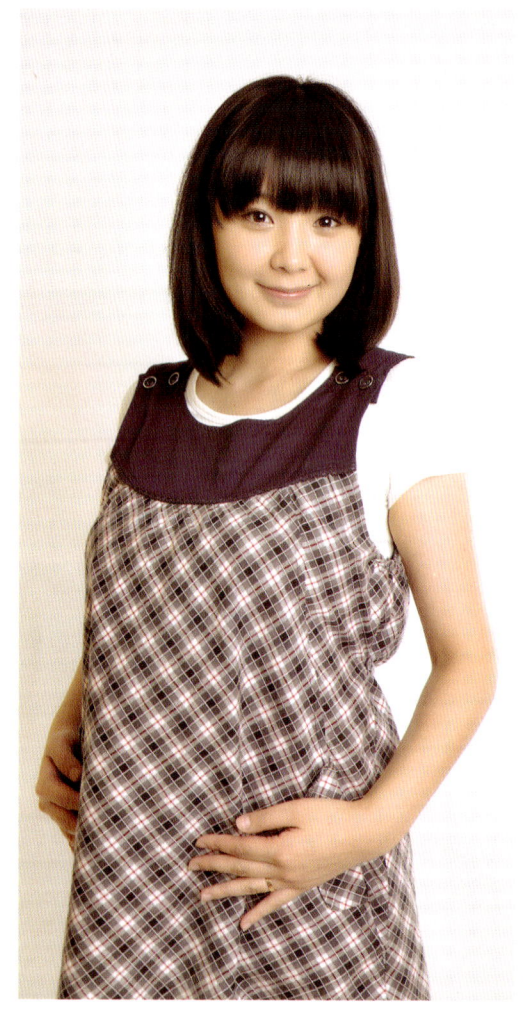

 防辐射服真的有用吗？

 现在很多防辐射服，虽然质量参差不齐，但基本上能挡住手机信号的衣服就有点用处。

合理的睡眠时间

每日应有8～9小时的睡眠，中午也应有1小时左右的休息时间。

选择舒适的床上用品

床上用品	选择要点
床铺	准妈妈适宜睡木板床，铺上较厚的棉絮，避免因床板过硬，缺乏对身体的缓冲力，从而转侧过频，多梦易醒
枕头	以9厘米（平肩）高为宜。枕头过高迫使颈部前屈而压迫颈动脉。颈动脉是大脑供血的通路，受阻时会使大脑血流量降低而引起脑缺氧
棉被	理想的被褥是全棉布包裹棉絮。不宜使用化纤混纺织物作被套及床单。因为化纤布容易刺激皮肤，引起瘙痒

威胁胎宝宝的药物有哪些

关于这个问题如今已经引起了人们的高度关注。但是大多数人也只是限于知道"某些药物对胎儿不利，有导致畸形儿和流产的可能；若是孕期出现某种疾病，只能到医生那里去问个究竟等"。为了加深准妈妈对这方面的深刻认识，我们特别在本周孕早期反应日益严重的情况下，较详尽地列出了对胎儿存在致畸威胁的药物，以供准妈妈参考。

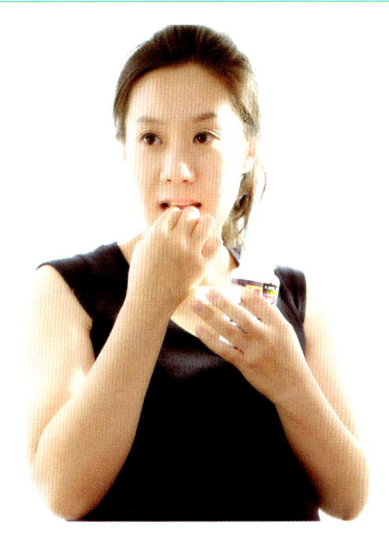

 怀孕二十多天，睡眠不好还老做梦，弄得白天总头痛，有时血压低，有什么办法吗？

 那是因为你心里总惦记着自己怀孕的事情，所以睡不踏实，建议你放松心态，可以读读书，听听音乐，看看电视，但不要做令你兴奋的事。

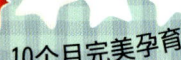

名称	危害
部分抗生素类药物	四环素可导致胎儿畸形、牙齿变黄、长骨发育不全和先天性白内障。氯霉素可导致胎儿骨骼功能抑制和新生儿肺出血、灰婴综合征、骨髓抑制（白细胞减少或再生障碍性贫血）。链霉素和卡那霉素可导致肾脏受损和先天性耳聋。磺胺类药物可导致新生儿核黄疸和高胆红素血症。利福平可导致四肢畸形、无脑儿、脑积水
镇静药	氯氮会引起死胎、四肢畸形及发育迟缓，安定导致腭裂和唇裂，氯丙嗪会导致新生儿抑制和视网膜病变
降血糖药	格列本脲、甲苯磺丁脲、氯磺丙脲等药物在妊娠期间会导致流产、死胎和诸如先天性心脏病、唇腭裂、骨骼畸形、血小板下降等多发性畸形。建议有这方面需要的女性孕期可在医生的指导下使用胰岛素，远离降糖药物
维生素	维生素对于人体来说虽然是必需的，也是人们熟悉的，但是孕妇服用过量会导致胎儿畸形。因而，孕期在维生素的服用量上一定要掌握好
抗癫痫药	这类药会引发胎儿早产、身体和智力发育迟缓及多发性畸形。这类药物包括苯巴比妥、丙戊酸钠、苯妥英钠等
抗疟药	奎宁诱发胎儿流产、视力缺陷、胚胎耳聋、脑积水、肾损伤、四肢及心脏畸形等
抗甲状腺药	卡比马唑、丙硫氧嘧啶、甲巯咪唑会引起先天性甲状腺功能不全、甲状腺肿大，以及呆小病和死胎等。此外，使用放射性碘剂也会使胎儿甲状腺功能低下
部分抗生素类药物	黄体酮、睾酮之类的激素可使女婴男性化。最为常见的性激素己烯雌酚可使女婴男性化、男婴女性化、性器官发育异常。肾上腺皮质激素有可能致使胎儿发生多发性畸形
部分镇吐类药物	异丙嗪、氯丙嗪、美克洛嗪、三氟拉嗪等，可导致先天性心脏病。提醒饱受孕吐折磨的准妈妈一定要谨慎，即便是中药也存在隐患

 我现在怀孕了，但是我有一些妇科病，听说吃中药可以根治，我可以吃吗？

 不知道你所说的妇科病是不是宫颈糜烂，如果是的话这种病的症状对胎儿是有些影响的。但也因人而异，如果病情严重的话，可以在医生的指导下，用一些外用栓剂。

名称	危害
解热镇痛类药物	这类药物包括安乃近、阿司匹林、感冒通、非那西丁等，以及含有此类成分的复方制剂。这类药可导致胎儿脑积水、畸形足、软骨发育不全、先天性心脏病，影响胎儿的神经系统和肾脏发育，以及出生后的智商和注意力较同龄人低等后果
抗肿瘤类药物	这类药物，如白消安、氯甲蝶呤、环磷酰胺等具有很大的生物毒性，对孕妇本身的伤害就很大，对胎儿的危害就更大了，导致多发性畸形的危险相当高。建议患有恶性肿瘤或需要使用抗癌药物的女性，最好不要怀孕，以免产生严重后果
抗凝血药物	像双香豆素等，有可能导致胎儿小头畸形
泻药与中成药	泻药在孕期建议禁止服用，有可能引起反射性宫缩，导致流产。中成药也并不是像很多人认为的那样安全，比如具有镇吐功效的中药半夏，在动物实验中就有导致胎儿畸形的情况发生

孕期不宜从事的工作

妊娠期为了避免准妈妈从事的工作对胎儿造成危害，有如下几类工作，建议准妈妈暂时离开工作岗位：

1 有受放射线辐射危险的工作：如医院的放射科、机场的安检部门等。

2 接触刺激性物质或有毒化学物品的工作：如油漆工、农药厂、化工厂、施洒农药等。

3 高温、高噪声环境的工作：如切割工、锅炉工等。

4 高强度的流水线工作：如纺织工、食品加工厂的工人等。

5 接触动物的工作：如驯兽员、兽医等。

6 接触传染病人的工作：如传染科护士、医生等。

7 伴有强烈的全身和局部振动的工作：如拖拉机驾驶员、摩托车手、汽车售票员。

8 需频繁做上下攀高、弯腰下蹲、推拉提拽、扭曲旋转等动作的工作。

9 野外作业或单独一人的工作：如地质学家、探险员等。

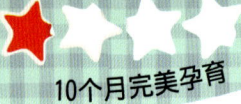

调整自己的饮食习惯

多吃高蛋白的食物

受孕前后,如果碳水化合物、脂肪供给不足,准妈妈会一直处于饥饿状态,可能会导致胚胎大脑发育异常,影响胎儿的智商。尽量选择易消化吸收、利用率高的蛋白质,如鱼类、乳类、蛋类、肉类和豆制品,每天应保证摄取150克以上的主食。

饮食要清淡易消化

准妈妈在这一阶段应多进食,膳食以清淡容易消化吸收为宜,少吃油腻食物,吃饭时少喝饮料和汤,避免各种有害刺激,不吸烟,不喝含酒精和咖啡因的饮料等。

少量多餐

因为多数准妈妈有早孕反应,恶心、呕吐及食欲缺乏是常见的现象,应注意休息,适当调节饮食,最好不要拒食,选择符合准妈妈口味的食物,少量多餐,多吃新鲜蔬菜和水果、豆类及豆制品和动物肝脏等(如瘦肉、牛奶、鸡蛋、鱼类等)。

食物品种应当杂一些,注意荤素搭配、粗细结合、饥饱适度、不偏食、不挑食,不忌口,什么都吃,养成好的膳食习惯。

多喝水

孕早期准妈妈都有口渴的现象,一天水分的摄取量约8大杯为宜(1杯约250毫升),尽量饮用白开水,避免饮用各种咖啡、饮料、果汁等饮品。

 怀孕前吃哪些食品好?

 各种绿色蔬菜(如菠菜、生菜、芦笋、龙须菜、油菜、小白菜、菜花、西兰花等),及动物肝肾、水果(香蕉、草莓、橙子等)、牛奶、豆制品、硬果类、芝麻酱、虾米皮、海带、紫菜等。

怀孕第一个月　幸福在不知不觉中到来

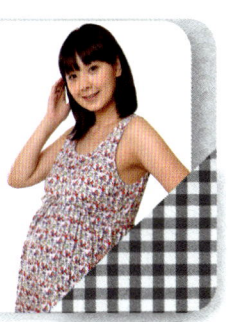

第二周

抓住好时机

推测胎宝宝哪天降生

名称	变化
排卵期计算法	俗话说"十月怀胎",不过这里说的"月"都按"妊娠月"（28天）算,以280天（40周）为单位来计算,从最后那次月经来潮的第一天算起。计算公式：月份减3（小于3则加9）,日数加7。例如：最后一次月经来潮的日期为6月15日,6减3,表明是第二年的3月份。15加上7等于22,预产期即为次年的3月22日。又如最后一次月经来潮为2月15日,则2加9等于11,15加7等于22,预产期为11月22日。这种计算法是以28天的月经周期为计算基础
基础体温法	如果准妈妈记不住末次月经开始的天数。此时,准妈妈还可以根据胎动期进行推算。一般胎动开始于怀孕后的18～20周。计算方法为：初产妇是胎动日加20周；经产妇是胎动日加22周。平时若能持续不断地测量体温,则此方法可以最快得知是否怀孕。方法是：将基础体温曲线的低温段的最后一天作为排卵日,从排卵日向后推算264～268天,或加38周。不过,为了避免流产或避孕而服用黄体素,也会使体温升高,此时就不可单凭基础体温曲线来判断是否怀孕了
B超检测法	如果让医生帮忙,那么做B超检测,可以帮忙预算出预产期。具体做法是：医生做B超测得胎头双顶间径、头臀长度及股骨长度,然后估算出胎龄,并可依此推算出预产期。不同厂家、不同型号的B超机器,采用参数和计算公式亦不同

 排卵期出血能怀孕吗？

 　　卵泡排卵后,引起体内激素水平的波动,导致子宫内膜脱落而引起出血。一般量少,不超过3天,不容易被发现,也不需要治疗,只有出血多时对症治疗。不影响怀孕。

保证营养均衡

叶酸的补充

叶酸对神经管的发育至关重要，适量摄入叶酸可以预防准妈妈贫血，减少胎儿神经管畸形的发生率。胎儿神经管发育的关键时期是在怀孕初期的第17～30天。此时，如果叶酸摄入不足，可能引起胎儿神经系统发育异常。因此准妈妈在孕前3个月到整个孕期都要注意补充叶酸，绿色蔬菜（菜花、西兰花、菠菜与芦笋等）、豆类食物、动物肝脏、瘦肉、鱼、蛋等食物中叶酸含量丰富。准妈妈的叶酸需求量为每日400微克。

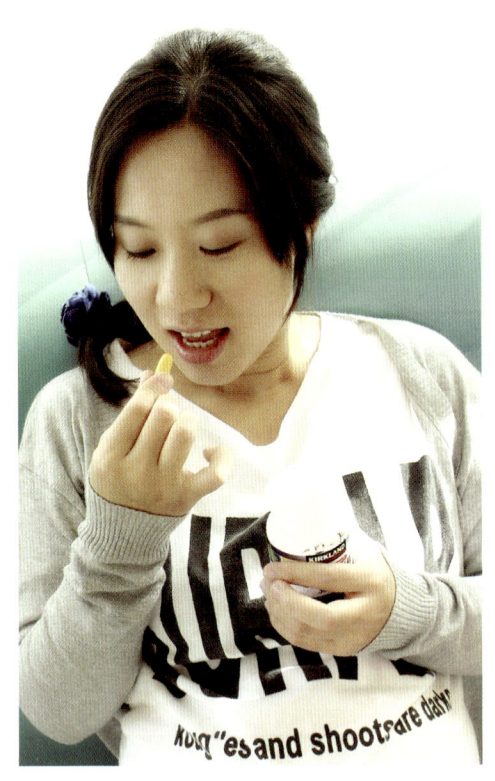

锌的补充

充足的锌对胎儿器官的早期发育很重要，有助于防止流产及早产。

铁的补充

怀孕后，准妈妈的血容量扩充，铁的需要量就会增加一倍。如果不注意铁元素的摄入，就很容易患上缺铁性贫血，并可能影响胎儿的生长发育。因此，准妈妈应尽早补充铁，以预防缺铁性贫血及其所带来的不良后果。

预防孕期流感的对策

流感在整个孕程当中是比较容易遇到的常见病，对胎儿的危害极大，可导致流产、早产、死胎、畸形，建议准妈妈从孕早期就要特别引起重视。准妈妈怀孕期间身体的抵抗力下降，因而属于易感染和高发人群。

怀孕第一个月 幸福在不知不觉中到来

注意事项	预防手段
避免去拥挤的地方	准妈妈应尽量避开拥挤热闹的公共场所，尤其是在每年流感的高发季节，外出时记得戴上口罩
注意口腔卫生	注意口腔和双手的卫生，常洗手和用淡盐水漱口。保持所处环境良好的空气流通、环境卫生等，如有必要，需要定期消毒
保持良好的生活习惯	保持良好的作息与饮食习惯，不要过度劳累，多吃新鲜的果蔬
加强锻炼	适当的户外活动可提高准妈妈的机体免疫力与适应季节变化的能力

准妈妈腹部增大有何规律

足月怀胎280天，即10个"妊娠月"（1个妊娠月为28天）。若按阳历计数，即为9个月零10天。人类胎儿的生长发育有其规律，胎儿的"免费居室"——子宫随着胎儿的长大而增大。

妊娠1个月时，子宫犹如鸡卵大小。

妊娠2个月时，子宫犹如鹅卵大小。

妊娠3个月时，子宫犹如拳头大小。

妊娠4个月时，子宫犹如新生儿头大小。

妊娠5个月时，子宫底在肚脐下二横指处。

妊娠6个月时，子宫底平肚脐高度。

妊娠7个月时，子宫底在肚脐上三横指处。

妊娠8个月时，子宫底在胸骨剑突与肚脐之间。

妊娠9个月时，子宫底位于胸骨剑突下二横指处。

妊娠10个月时，胎头未入骨盆腔者，子宫底可达胸骨剑突下1～2横指处；胎头进入骨盆腔者，子宫底高度又恢复到妊娠8个月的高度。

准妈妈妊娠后，子宫增长的大小决定于种族类别、遗传基因、胎儿大小、胎儿数目（单胎或多胎）、羊水数量、腹壁厚薄等因素。若准妈妈腹部增长超过或落后于正常增长的标准，应请妇产科医生仔细检查原因，必要时给予适当处理。

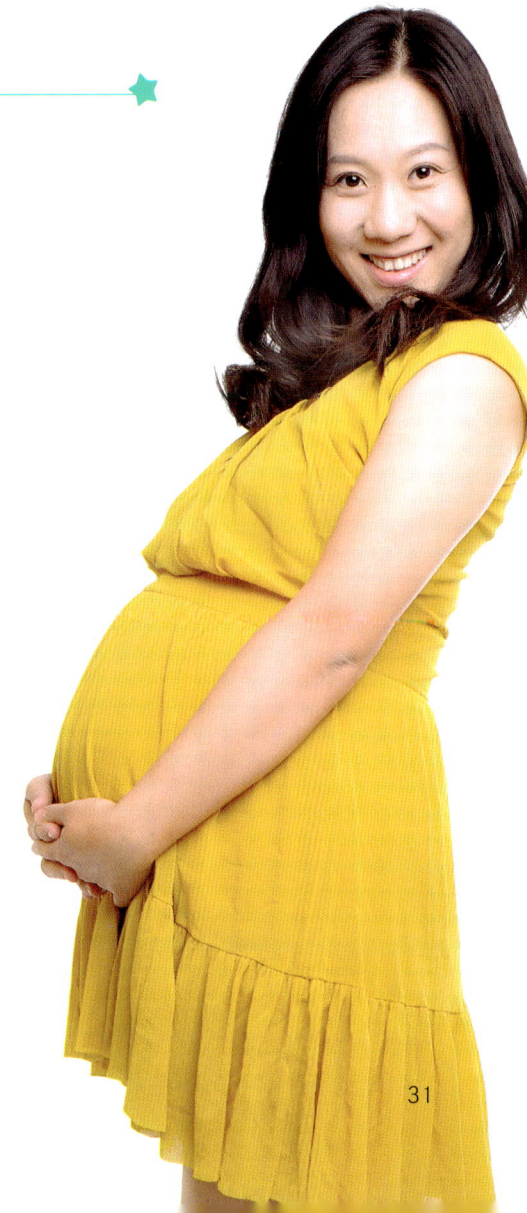

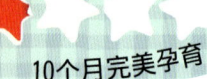

10个月完美孕育

第三周
一点一滴的改变

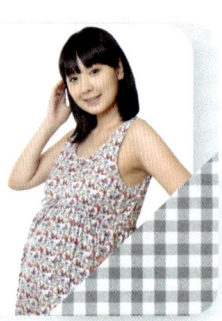

警惕高危妊娠

女性的年龄小于18岁或者大于35岁怀孕就属于高危妊娠。高危妊娠在妊娠期内会存在一些对母亲和胎儿都不利的因素。高危妊娠增加了孕产期母婴的死亡率，因此有这种情况的准妈妈要充分重视产前检查，密切配合医生做好孕期的每一项检查，为宝宝顺利出生提供保障。

建立围产期保健手册

围产保健手册是统一制定的记录孕产妇原始资料的手册，它的用途如下：

1 做好早孕登记，使门诊部门对准妈妈情况有个了解，以便及早进行早孕卫生指导，筛查高危病例，为及时转诊、会诊做依据。

2 作为整个孕期情况的系统管理依据。

3 做好住院接诊及产后访视以及产后健康检查登记。

4 做好原始资料的积累及有关孕产期系统保健质量的分析统计工作，使保健工作进行得更有保障，质量更高。

Q 我怀孕前10天注射了奥硝唑和氟康唑，我很担心会影响到胎宝宝的智力和身体发育，应该做一些什么检查？

A 首先要做好孕期检查，并随时观察胎儿的生长发育情况。在这个月内选择一家值得信赖的医院作为产前检查和分娩医院，做一些常规检查。这些都是包括在围产检测以内，建卡时咨询产科专家。

计算所需开支

	准妈妈孕产期相关花费
体检费用（各医院不同，仅供参考）	B超费：35～300元 血常规：10～18元 尿常规：9～25元 心电图：20～50元 唐氏综合征检查：200元 羊膜穿刺：1000元 糖筛查：12元 胎心监护：35元
分娩费用	自然分娩约1500元，剖宫产5000～10000元
住院费	每天20～300元
营养品	产后恢复期的营养补充重点都在蛋白质、维生素和钙，而哺乳期对营养素的需要量则更高。因选择的营养补充食品品牌不同，相应的费用支出不同，每月200～300元
健康俱乐部	参加专为产妇组织的俱乐部活动，费用每月500元左右

	胎宝宝出生第一年的基本开销
纸尿裤	每片1.2～1.5元，3个月前每天消耗5～10个，如果及早训练大小便，就可以省下不少钱
奶粉	普通奶粉的售价在五六十元，高档奶粉售价则在上百至数百元
就医	胎宝宝在第一年内会有发热、腹泻，甚至肺炎等病症，治疗、药物、交通等也是一笔开支
保姆的费用	每月5000～10000元

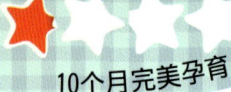

10个月完美孕育

第四周

真的当妈妈了

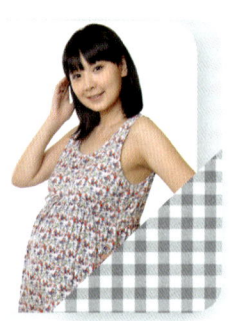

推算预产期

如果是28日型的月经周期,通常是从怀孕前末次月经的第一天开始算,满280天(满40周)的日期作为预产期。

月数	第一个月	第二个月	第三个月	第四个月	第五个月	第六个月	第七个月	第八个月	第九个月	第十个月	
周数	0 1 2 3	4 5 6 7	8 9 10 11	12 13 14 15	16 17 18 19	20 21 22 23	24 25 26 27	28 29 30 31	32 33 34 35	36 37 38 39	40 41 42 43
	末次月经的第一天	流产 可进行人工流产或中期引产				体重约500克		早产 胎儿能够在母亲体外存活的期间 体重约1 000克		正常产期 预产期(第280天)	晚产期

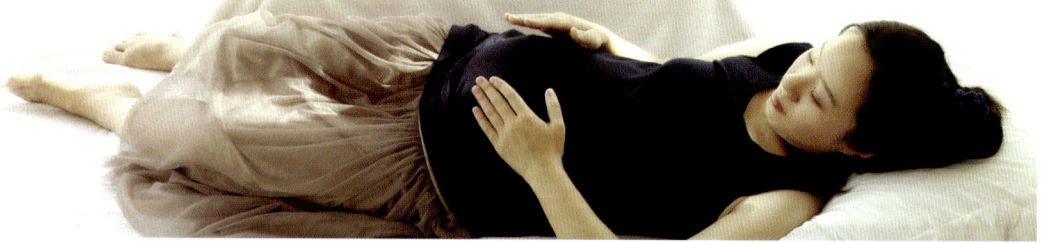

 最后一次月经是2010年2月10日,请问我的预产期是什么时候?

 从医学理论上讲,怀孕日期是从末次月经的第一天算起,推算预产期的月份是减3或加9,日期是加7你的预产期是2010年11月17日左右,实际分娩日期与推算预产期相差1~2周也属于正常。

提高食欲的好方法

准妈妈在妊娠反应期防止低钾血症的关键是提高食欲，保证进食，从食物中获得充足的钾。要增加食欲，应从以下几个方面入手：

要保持乐观的情绪

如果知道反应是正常的生理现象，抱着一切为了孩子的美好态度，就可以保持良好的心理状态和乐观的情绪。把进食当做一项任务来完成，反应再重也要吃，就能多吃一些。

要进行适当的活动

适当的活动可以促进胃排空，减轻饱胀感，进而刺激食欲；同时也能分散注意力，减少对自己身体不适的过分关注。这样的活动包括散步、听音乐、简单的家务劳动或者并不耗费较多体力的工作。当然如果反应较重，呕吐剧烈，不能进食，还得适当休息。必要时还应及时就医，输液补钾，以免延误病情。

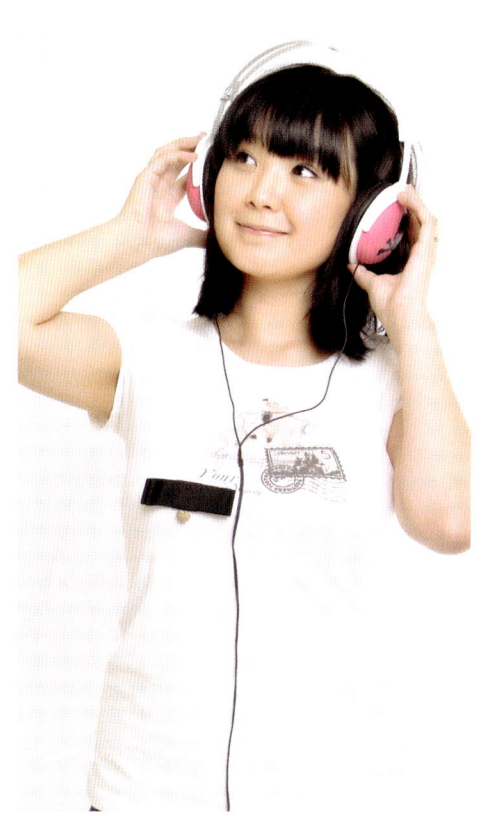

要选择可口的饮食

应尽量迎合自己的口味，想吃什么就吃什么。同时也要摸索自己的反应规律，争取在反应轻的时候多吃些。少量多餐也能减轻恶心、呕吐的发生。此外，可尽量多吃含钾较多的食物，如香蕉、红枣、花生、海带、紫菜、豆类等，以补充因呕吐丢失的钾。

 我食欲不是太好，特别是晚上吃得很少，也不觉得饿。这样的饮食习惯不知道对胎宝宝有没有不好的影响呢？

 孕期如果吃得太少对胎宝宝的生长发育肯定有影响，特别是16周后，胎宝宝长得比较快，需要的营养多，需要注意饮食的调整。主食、蔬菜、水果、肉类、蛋类、奶制品等都应该吃，多吃苹果、梨、桃、樱桃、草莓、柚子等，刺激食欲。

10个月完美孕育

早孕反应

症状	原因
呕吐	在食物的选择上，应以易消化、清淡为主，此时不应进食过于油腻滋补的食物，以免增加对胃肠道的刺激。可在早晨起床前先吃面包或苏打饼，休息20～30分钟之后再起床；两餐之间可进食少许的食物或牛奶。避免一切不良的情绪刺激，不要看过于悲伤的电视剧、电影及书籍，可多听舒缓的音乐，保持心情愉快
晕眩	血压降低时，忽然站起来，即会感到一阵眩晕。此时须采取低姿势，短暂之后症状就会改善。多摄取含铁的食物，如肝类。动作宜放慢，以减少因晕眩而发生意外。必要时需经由医师指示服用铁剂
阴道分泌物增加	孕期激素的改变，会导致阴道分泌物增加，又因抵抗力弱，易引发炎症。只要没有异味，多数没有关系。要保持会阴部的清洁，穿着棉质、吸汗的内裤。分泌物如有臭味或瘙痒时，必须就医诊治。若分泌物为白色或黄色黏稠状，造成外阴瘙痒时，可能为阴道炎，应立即就医
腰酸背痛	因为子宫变大，所以易引起腰酸背痛。要保持良好的姿势，避免长时间站立，多做产前运动以减轻疼痛
尿频	怀孕初期，子宫压迫膀胱造成尿频现象。这是因为子宫变大而压迫到膀胱。在怀孕的初期和最后一个月，会有排尿不完全的情形；若有尿意一定要去排除，千万不可憋尿，以免造成感染。如果排尿时疼痛，可能有膀胱炎，一定要接受治疗
便秘	因子宫变大而压迫到直肠，骨盆内压增加，血液不易回流，易引起内痔。怀孕初期很多人会出现便秘的症状，这时可多吃蔬菜、海藻类等纤维质多的食物，或是多喝水、牛奶等，以饮食疗法来改善便秘；养成定时排便与适度运动的习惯。适当地运动，例如，散步或柔软体操等对便秘的改善都有效果。为了加强肠的蠕动，用手顺时针方向按摩也可避免便秘
下肢静脉曲张	子宫增大压迫，而使得腿和外阴部的静脉血管浮出。避免长时间站立或整天坐着，休息时间将双腿抬高，可穿弹性袜以防下肢静脉曲张
疲倦	由于子宫增大，肌肉负担增加，因此容易产生疲倦感。这是正常的生理现象，到了怀孕中期症状自动会消失。每日应睡足8小时，并于中午休息片刻
抽筋	因胎儿需大量的钙来发育骨骼，所以造成母亲体内缺钙严重。因为夜晚温度低，较白天易发生缺钙。因此多喝牛奶补充钙质，晚上睡觉尽量穿长裤，并常更换姿势，避免腿过度劳累
双脚水肿	血液中的水分增加，造成双脚水肿的现象。避免吃盐分太高的食物；穿平跟或低跟柔软的鞋；常更换姿势并抬高腿休息

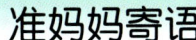 怀孕第一个月 幸福在不知不觉中到来

准妈妈寄语

准妈妈妊娠记录

宝贝,遇到你是我人生中感动最深的一件事。
感谢你的到来,
给予爸爸妈妈的恩爱一个圆满的见证。

末次月经日期:

月初及月末体重:

验孕时间及结果:

妊娠反应开始时间:

妊娠反应的症状(具体有哪些反应及程度):

本月异常状况(如体温及血压异常、疼痛、阴道出血、
腿水肿、头晕、视力障碍、患病及治疗过程等):

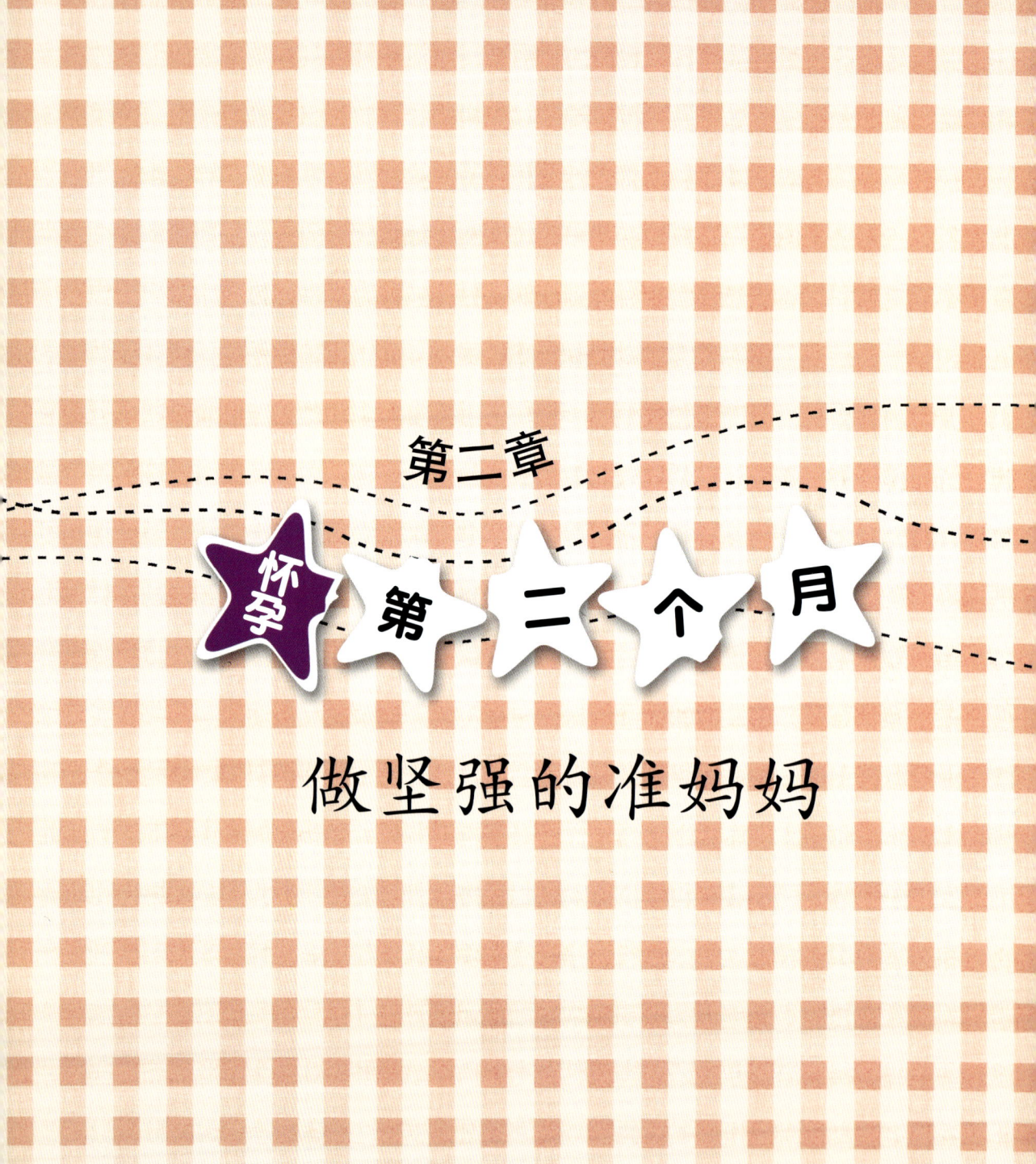

第二章

怀孕 第二个月

做坚强的准妈妈

胎宝宝的成长发育 准妈妈的身体变化

准妈妈的变化

周数	变化
第五周：类似感冒症状	准妈妈可能会有轻微的不舒服，可能出现类似感冒的症候，如周身乏力，发热或发冷，困倦嗜睡、不易醒，有时会感到疲劳等
第六周：子宫逐渐增大	子宫略为增大，如鸡蛋般大小，子宫质地变软。这期间准妈妈怀孕后心理变化和生理变化交织在一起，形成了孕妇特有的行为心理反应。体内除了激素发生改变外，其肾上腺激素分泌亢进，这可能会使准妈妈心理比较紧张
第七周：出现早孕反应	由于激素的作用，你可能觉得自己的身体有了一种异样的充实感。你也开始变得慵懒，在白天也会感到昏昏欲睡。从心里厌倦多说话，不愿做家务
第八周：情绪波动很大	现在准妈妈情绪波动很大，有时会很烦躁，但必须注意，怀孕6~10周是胚胎腭部发育的关键时期，如果你的情绪过分不安，会影响胚胎的发育并导致腭裂或唇裂

胎宝宝的变化

周数	变化
第五周：神经管两侧出现突起	从形状上看，胎儿可以分为身躯和头部两部分。胎儿背部有一块颜色较深的部分，这部分将发展成为脊髓，胎儿的手脚像植物发芽一样伸展开来，神经管内侧出现突起，这在今后将发展为脊柱、肋骨和肌肉
第六周：胎儿逐渐呈现雏形	受精后的15~56天是胚胎器官高度分化和形成期，在三胚层中，每一个胚层都分化为不同的组织。此时，胚胎的身长约0.6厘米，重量为2~3克，如果仔细地观察，头和躯干已经能分辨清楚了，长长的尾巴逐渐缩短
第七周：开始迅速成长	能很清楚地看到小黑点一样的眼睛和鼻孔，胎头将移动到脊柱上面，而且尾巴也逐渐缩短，已能分辨出手和肩膀，心脏明显地划分为左心室和右心室，心脏以每分钟150次的速度快速跳动
第八周：与上周相比长大了2倍以上	现在胚胎已经有了一个与身体不成比例的大头。胚胎的面部器官十分明显，眼睛就像一个明显的黑点，鼻孔大开着，耳朵有些凹陷，当然，眼睛还分别长在两个侧面。手脚已经分明，大体上像个人形了。此时胚胎的心脏已经划分成左心房和右心室，并开始有规律地跳动，每分钟大约跳150次

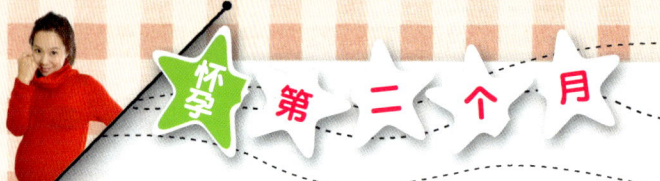

怀孕第二个月

本月大事记

- 本月的一项重要任务是预防流产。
- 这一阶段，大多数的准妈妈都有不同程度的妊娠反应。
- 由于要为胎儿提供营养和氧气，准妈妈的新陈代谢更加活跃，产生大量汗液，同时可能出现各种皮肤疾病。有时会皮肤干燥，产生瘙痒和粉刺，并且脸部容易出现黑斑、雀斑等。
- 在这个阶段，要继续补充叶酸，准妈妈要尽量多吃些绿叶蔬菜。
- 补充蛋白质。蛋白质是生命的组成材料，准妈妈体内的变化、血液量的增加、身体的免疫力，都需要蛋白质来维持。在妊娠初期，每天要比妊娠前多摄入蛋白质约50克。
- 以愉悦的心情写怀孕日记。

本月细节备忘

- 较消耗体力的家务劳动要拜托别人来做。
- 不要提重物，在逛街或购物时，重物尽量让身边的人拿。
- 不要长时间站着做事情，那样会给腰部和腹部带来压力，容易导致子宫收缩。
- 尽量避免惊吓或打击。外出时，最好穿休闲舒适的服装，穿平底鞋或防滑鞋。
- 避免剧烈运动，同时还要避免容易对腹部产生强烈冲击的动作。
- 舒缓恶心的饮食方法，恶心的症状一般始于怀孕4周前后，到怀孕4～5个月自然消失。
- 多吃预防便秘的海藻类和黄绿色蔬菜，为了预防怀孕期间出现的便秘，应该多吃些有助于肠胃蠕动的纤维类食物，如豆类、海藻类食品，再配合散步等轻微的运动，就可以有效预防便秘。
- 坚果类是对胎儿大脑发育很有帮助的零食。平时准妈妈手边可多准备松仁、核桃、花生、板栗、杏仁、南瓜子、瓜子等坚果类零食，这些零食都含有不饱和脂肪酸和蛋白质。
- 避免长时间在高温水中坐浴。最初两个月胎宝宝处于器官的形成分化期，极易受到高温的影响而致畸形，准妈妈采用淋浴可降低阴道细菌感染的风险。

准爸爸必修课

· 为了保证准妈妈能充分地休息和睡眠，准爸爸应该主动承担一些家务。

· 这个月的胎宝宝还没有稳定，是流产的高发期，即使准妈妈有不对的地方，准爸爸也不要埋怨。

· 当准妈妈妊娠反应严重时，要及时陪伴准妈妈到医院，请医生帮助调理。

· 把房间布置得干净温馨，仔细检查家庭环境有无危害，必要时更换家具。

· 给准妈妈添置防辐射衣、电脑防辐射屏等用品。

· 妊娠反应常使准妈妈食欲下降、呕吐难受、情绪低落，这时准爸爸要理解准妈妈的情绪变化，并准备她爱吃的饭菜。

本月孕期检查

本月要进行一次较为全面的检查，通过检查，可以对准妈妈和胎宝宝的健康状况有一个整体的了解。

· 询问：医生要进行必要的询问，以了解准妈妈的情况，包括健康情况和病史，药物过敏情况，此前采用的避孕措施，丈夫的年龄和健康状况，妊娠和分娩的经历，流产和终止妊娠的经历，末次月经开始的日期，丈夫及家属中有无遗传性疾病等。准妈妈不要羞怯，要事先做好准备，如实回答医生提出的问题，以便医生准确了解准妈妈的情况。

· 总体状况检查：检查心、肺功能，测量血压、体温，称体重，检查脊柱，以确定准妈妈身体的总体状况。

· 预产期的推算：从末次月经的第一天算起，月减3或加9，日加7，所得的日期为预产期。

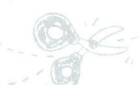

10个月完美孕育

第五周

宝贝扎根了

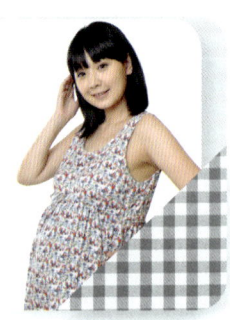

如何知道自己怀孕了

月经停止

如果你正在努力受孕，到了月经周期，月经没有来潮，那么很可能就是怀孕了。这是怀孕的最早信号，月经期过期得越长，已经怀孕的可能性就越大。

早孕试纸

当月经周期引起你的注意时，在一时还无法确定或日期记得不太清楚的情况下，使用早早孕试纸便可知道自己是否已经怀孕。当你把早早孕试纸放入晨尿中，如果出现两条红线，就证明你已经怀孕了。

基础体温

孕前通过量基础体温测排卵日，若发现自己早晨起来的基础体温往往升高0.5℃~1℃，那么就很可能怀孕了。

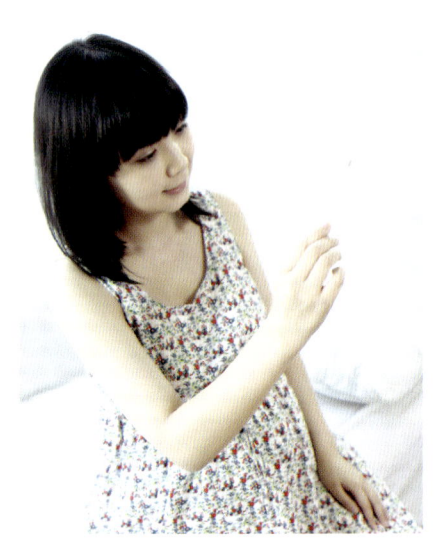

Q 月经已经过了5天还没来，昨天用试纸试了下有两条线但是有一条很浅，今天早上用晨尿试了还是一样，是不是怀孕了？

A 如果你的月经周期规律，并且有正常的性生活，但是未采取任何有效的避孕措施，月经延期4天，在早孕试纸检测显示为阳性的情况下，怀孕的可能性还是较大的。

早孕反应

最先出现的反应往往是畏寒，然后渐次出现疲惫、嗜睡、食欲缺乏、对气味敏感，甚至呕吐、头晕等症状。

乳房变化

已经怀孕的女性有可能感到乳房增大、胀痛，乳头增大及周围出现一些小节或乳晕颜色变深等现象。

到医院确认

最后到医院妇产科确认一下是否真的怀孕了，毕竟早早孕试纸不是百分之百准确。

孕早期体检的必查项目

早孕咨询的内容

准妈妈在刚刚得知自己怀孕的情况下，有必要到医生那里咨询相关情况。通常情况下，咨询时，医生会问到这样一些情况：

1. 怀孕前末次月经的日期。
2. 一直以来的月经周期，有无规律。
3. 有无早孕反应。
4. 过往病史，本人及准爸爸有无家族遗传性疾病。
5. 曾经是否有过孕产史、人流史，若有人流史需要告知具体的次数与时间。
6. 在受孕前后是否出现过不利于胎儿发育的情况。

Q 孕妇大概最早什么时候去医院做相关的检查为好？

A 孕6周左右做B超看是不是宫外孕，一般没有症状见红或疼痛之类就没有问题，一般孕早期没有什么情况就说明胎儿已经在肚子安家了。

10个月完美孕育

早孕检查的内容

早孕检查的时间一般是在准妈妈停经后的40天。这一次检查主要是为了确定怀孕对母体是否存在安全隐患,准妈妈的生殖器官是否正常,准妈妈的妇科健康情况,胎儿的发育情况是否有先天畸形的可能性,血液、尿液、肝功能是否有问题等。下面是一些必检项目:

项目	作用
血常规	通过这项检查可以知道准妈妈是否贫血,红细胞和血小板是否正常
尿常规	这项检查能提供孕妇尿糖、尿蛋白、尿酮体的指标是否正常,还能根据这项指标反映出早孕反应的程度,以及孕妇是否患有糖尿病和并发妊娠高血压综合征等
乙肝五项	可以检测出孕妇是否是乙肝病毒携带者。通过检查出来的指标,提示胎儿将被感染的机会,以及胎儿出生后是否需要及时给以被动或主动免疫
肝功能	检测孕妇的肝脏健康情况,对病情作出鉴别。若孕妇患有急性病毒性肝炎等疾病,就不适宜继续妊娠
确定血型	主要是为了了解孕妇是否为特殊血型
优生四项	这项检查指的是弓形体、风疹病毒、单纯疱疹病毒、巨细胞病毒。若在孕早期感染了这四种病毒,可导致胎儿不同程度、不同器官的畸形,此时一般建议终止妊娠
妇科三合诊	这项检查是检测子宫大小是否与停经的时间相符合,若不相符,就需要做B超检查,以判断是否有子宫肌瘤、胚胎和子宫是否发育异常等。此外,医生在这项检查中查看双侧附件是否正常。若卵巢增大,则需要进一步判断是器质性增大,还是功能性增大,再根据情况采取措施

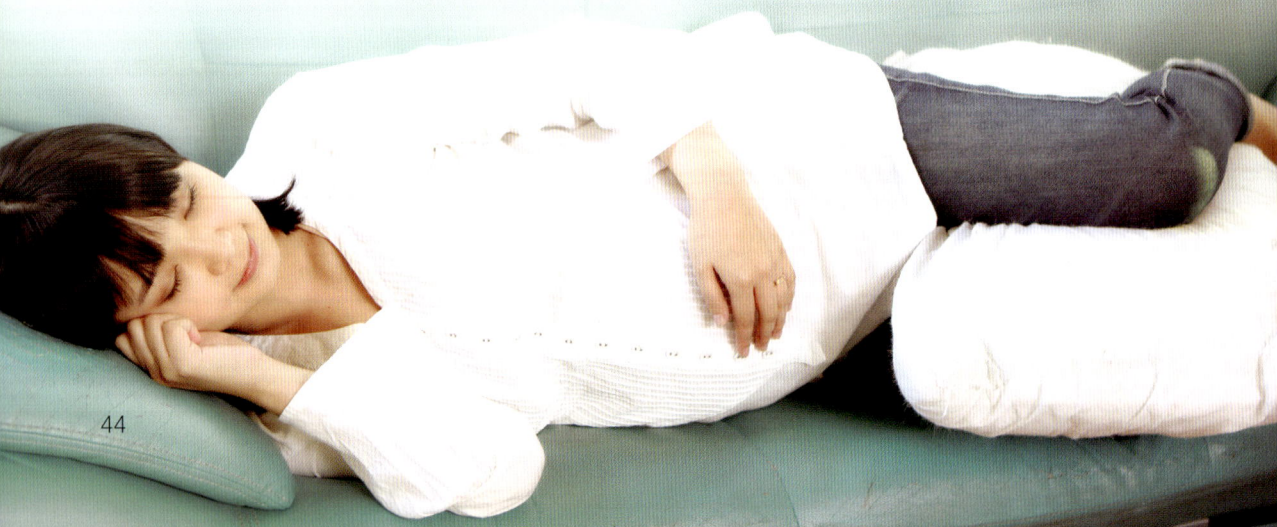

怀孕第二个月 做坚强的准妈妈

告诉周围的人你已经怀孕了

到了妊娠第五周的时候，作为准妈妈的你有必要告诉周围的人你已经怀孕这一情况，这个时候你的早孕反应即将开始，孕早期的护胎也不容忽视。尤其是工作着的准妈妈，告诉单位的领导和同事也是很有必要的，这样便于领导的工作安排，也便于同事对你的理解与照顾。你与单位之间的关系不只是劳动与经济关系，还有你的人际关系和你的做事态度。准妈妈若要很好地保护自己的权益，就要很好地来处理怀孕后与同事及工作的关系，在这件事情上掌握主动权是比较关键的。建议职场准妈妈在这件事上该注意以下几点问题：

选一个合适的岗位

如今的大多数女性，都面临着职业和生育相矛盾的冲突。一个准妈妈往往选择在年龄适合、工作相对平稳的时期怀孕生子，这已经被很多职业女性纳入了人生规划。既然工作、生活都不能耽误，那么只能从容面对，主动地调整好自己的心态、时间和工作安排。比如在这个特别的时期，可以与领导协商，可否调到出差和加班比较少的部门，以保证孕期的正常作息。

主动告诉领导

在女性的职业生涯中，涉及怀孕生子的问题，很多公司或单位也都因为这个原因排斥女员工，有些女性也因为诸多担心不敢轻易告知单位，其实这种担心和做法并不理智。想一想，当你告知领导你怀孕了，对方更多考虑的是你的工作任务怎样保证。如果你能及时地告之，这样可以给领导充足的时间来调整、安排工作。如果你一直是个不错的员工，相信公司也不会因为产假的问题而为难你。

在这个问题上还要做到心中有数，比如到公司的人事部门了解产假的相关事宜，了解产假期间工资如何变化，以及与生育相关的一些福利，等等。

 什么时候告诉领导和同事，自己怀孕了呢？

 怀孕6周之后，确认自己的胎儿情况比较稳定，就可以告诉了。

告诉你周围的同事你已经怀孕了

这是很有必要的，同事之间，特别是要好的同事之间都会对特殊时期的你给予照顾和关爱。比如拿较重的东西、复印等事情，往往就会有人代劳。还有如果你的办公位处在电脑比较集中的地方，也可以与位置较理想的同事掉换位置。爱抽烟的同事也会比较理解地躲到别处去吐云吐雾，你偶尔不舒服或必要的体检不能来上班的时候，同事也可以代劳，帮你处理一些事务，等等。

做好工作的交接

这一时期你要特别注意做工作记录，将工作中的明细列清楚，这样接手你工作的同事就会很快地将你的工作接过去，这样，如果你有什么特殊情况需要尽快离岗，接手的人也不至于一头雾水，你也可以安心地办自己的事情。

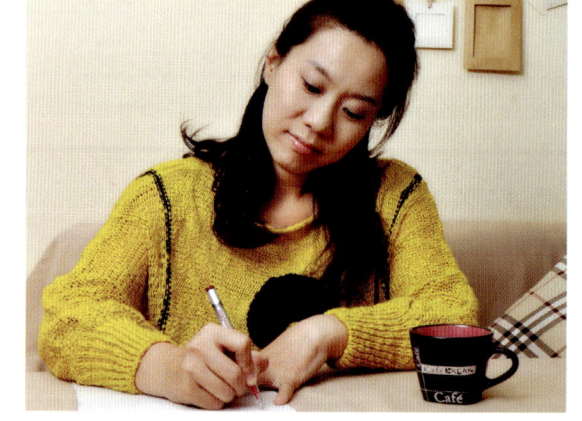

多吃清淡易消化的食物

准妈妈们在孕吐期间，尽量多吃些容易消化、清淡的食物，包括新鲜蔬菜、水果、豆制品、鱼禽、蛋白质、谷类制品等为主，避免吃得过油。蔬菜、水果都是呈碱性的食物，能够防止酸中毒。

进食方法以少量多餐为好，每2～3小时进食一次。大多数准妈妈在清晨空腹时呕吐较重，此时可吃些体积小含水分少的食物如饼干、鸡蛋、巧克力等。万一进食后呕吐，千万不要精神紧张，可做做深呼吸，或听听音乐，或室外散散步，然后再继续进食。进食以后，最好卧床休息半小时，可使呕吐症状减轻。晚上反应较轻时，食量宜增加，食物要多样化，必要时睡前可适量加餐，以满足准妈妈和胎儿的营养需要。

Q 这几天突然胃不舒服，吃东西时胃有烧灼感，吃饭后又很快肚子饿，这是为什么呢？

A 这是孕期正常现象。因为妊娠后胃肠蠕动减慢，增大的子宫会将胃向上顶，引起烧灼感。可以采取少量多餐的方法，多吃较清淡、易消化食品，一般都能缓解。

怀孕第二个月 做坚强的准妈妈

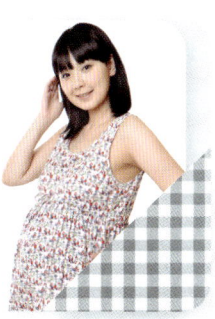

第六周
开始有点恶心

警惕病毒感染

春季是各种病菌活跃的季节，准妈妈们的身体抵抗不强的话，很容易感染病毒。准妈妈们尤其应注意下面几种病毒。

风疹病毒

这是一种致畸病毒，主要通过呼吸道传播，可以造成胎儿先天性心脏病、白内障、耳聋等先天畸形。准妈妈在怀孕初期不能接种风疹疫苗，疫苗中的病毒同样会毒害胎宝宝。

戊肝病毒

春季是肝炎的多发季节。戊肝主要经消化道传播，预防戊肝需要做好个人卫生，饭前便后洗手，避免不干净的饮食，消灭传播媒介，灭蝇灭蟑等。

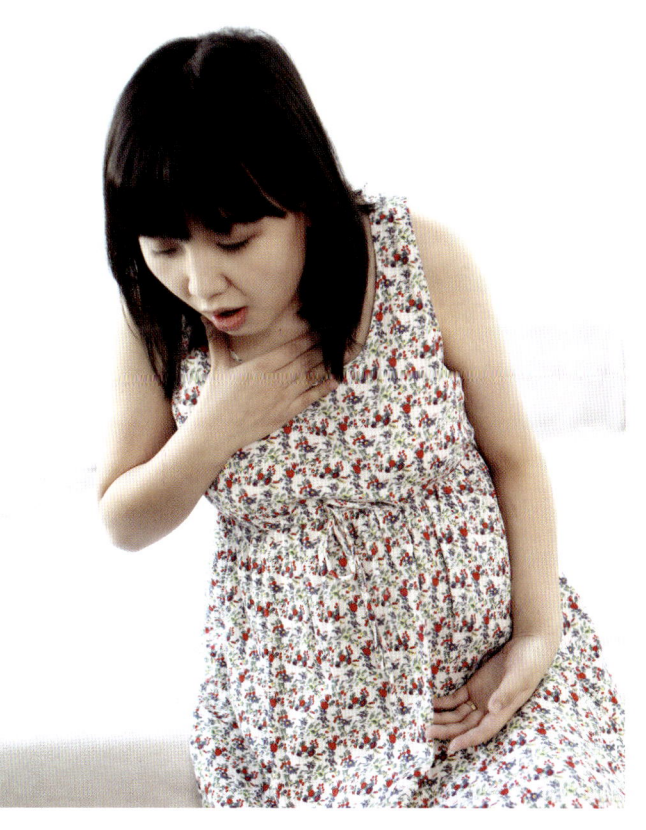

宫外孕的症状

停经

多数宫外孕病人在发病前有短暂的停经史，一般来说在孕6周左右。但有的病人因绒毛组织所产生的绒毛膜促性腺激素，不足以维持子宫内膜，或因发病较早，可能将病理性出血误认为月经来潮，认为无停经史。

腹痛

为输卵管妊娠破裂时的主要症状，发生率很高，约为95%，常为突发性下腹一侧有撕裂样或阵发性疼痛，并伴有恶心呕吐。刺激膈肌时可引起肩胛部放射性疼痛，当盆腔内积液时，肛门有坠胀和排便感，它对诊断宫外孕很有帮助。

阴道不规则出血

一般来说，呈点滴状，深褐色，量一般不超过月经量。阴道出血是因子宫内膜剥离，或输卵管出血经宫腔向外排放所致。腹痛伴有阴道出血者，常为胚胎受损的征象。只有腹痛而无阴道出血者多为胚胎继续存活或腹腔妊娠，应提高警惕。

晕厥与休克

这是腹腔内急性出血和剧烈疼痛所导致的。出血越多越快，其症状出现越迅速越严重。可引起头晕、面色苍白、脉细、血压下降、冷汗淋漓，因而发生晕厥与休克等危险。

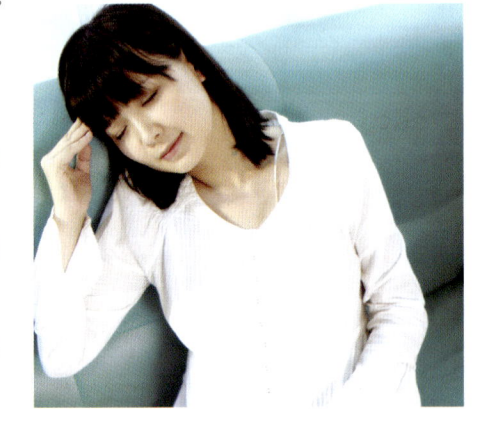

如发现上述症状，家人应及时护送医院治疗，以免耽误抢救时机。

 我得过盆腔炎，现在我怀孕6周，小腹胀得厉害，我现在的症状是宫外孕的表现吗？

 孕5周就可通过B超检查是否存在宫外孕的情况，出现紧急情况应及时到医院就诊。

宫外孕的预防

如果你已做好了心理准备，打算承担一个女人最神圣的职责，那么至少要让身体做好全方位的准备。因为一个健康的母体会把一切意外的危险阻隔在安全线以外。

预防方法	原因
怀孕以及正确避孕	选择双方心情和身体状况俱佳的时机怀孕。如不考虑做母亲，就要做好避孕，良好的避孕可以从根本上杜绝宫外孕的发生
及时治疗生殖系统疾病	炎症是造成输卵管狭窄的罪魁祸首，人工流产等宫腔操作更是增加了炎症和子宫内膜进入输卵管的概率，进而导致输卵管粘连狭窄，增加了宫外孕的可能性。子宫肌瘤、子宫内膜异位症等生殖系统疾病，也都可能改变输卵管的形态和功能。及时治疗这些疾病都可以减少宫外孕的发生
尝试体外受孕	如果曾经有过一次宫外孕，那么再次出现宫外孕的概率就会增高，因此可以选择体外受孕。受孕之后，受精卵可以被送回到母体的子宫安全孕育

如何改善"早孕反应"

由于"早孕反应"是怀孕期间的暂时性生理现象，并不是疾病，因此准妈妈不需要过分紧张或焦虑，只要掌握以下的基本原则，就可以改善"早孕反应"所造成的不适。

从日常生活中加以调整

保持室内空气流通，新鲜的空气可减少恶心的感觉。另外，准妈妈要远离厨房的油烟味，妊娠期最好让别人代劳煮饭做菜。远离较为呛鼻的气味，例如烟味、油漆味、鱼腥味等。穿着宽松的衣物，有助于纾解腹部的压力。睡觉时可将枕头垫高，减少发生食物反流的情形。早晨起床时不要突然起身，应该缓慢地下床。

 看到很多文章说姜对孕吐有很好的治疗作用，在孕吐期间一直保持吃姜制品是否对孕妇有不良作用？

 可以吃，没有不良影响，但任何食物都不可过量食用，每日食用5克姜为宜。

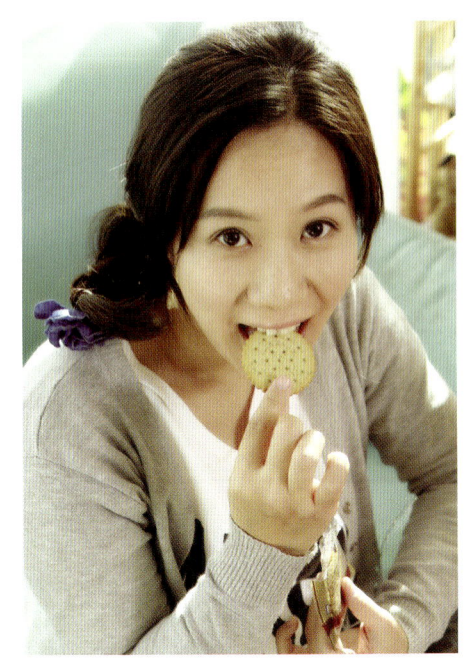

从饮食上加以调整

平常饮食要注意"少量多餐",每2~3个小时就进食一次,选择富含碳水化合物(例如苏打饼干)、蛋白质的食物为佳,避免吃油炸、油腻、辛辣、具有特殊或强烈味道的食物或是不好消化的食物。在睡前可以吃一些食物(例如苏打饼干、面包),或喝一杯温牛奶,这样第二天起床才不会因为空腹而产生恶心的情形。起床后可以先在床上吃点东西(例如苏打饼干),然后再下床。如果准妈妈对姜的味道不反感,则可食用姜汤,以改善恶心、呕吐的情形。准妈妈饮水要适量,可改为分次饮用,比较不会出现想要呕吐的状况。

精神疗法

保持心情愉快,可安排一些轻松的活动,分散对于身体不适的注意力。此外,还要避免熬夜及过度紧张。此时,准爸爸更应该温柔体贴,一方面照顾好准妈妈的饮食起居,尽量创造舒服温馨的家庭氛围;另一方面要耐心和准妈妈交流,帮助缓解她的紧张情绪,一同走过"早孕反应"期。

止吐药的使用

准妈妈在经由饮食与日常生活作息的调整之后,若仍然出现明显的"早孕反应"现象,则可与保健医师进行沟通,考虑是否需要服用止吐的药物。一般来说,"早孕反应"是孕期的正常生理现象,并不是疾病,应该避免使用药物治疗,而从饮食、生活作息加以调整,保持心情的舒畅,才是最正确的处理方式。也可以在医生的指导下服用维生素B_6和铁剂,可减缓恶心的感觉。

 都说孕期喝牛奶好,可是每次喝纯牛奶时间不长就会感觉反胃、想呕吐,这是正常反应吗?

 牛奶的乳糖不好消化,有些人肠胃不太适应牛奶,称为"乳糖不耐症",是正常现象,喝不下就不要勉强。

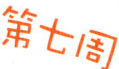 怀孕第二个月 做坚强的准妈妈

第七周
要时刻小心

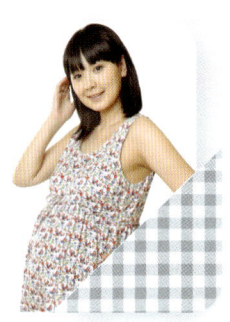

孕早期可多做有氧运动

一般来说，怀孕期在16周之内，也就是四个月内的准妈妈要多做有氧运动。孕早期的女性如果想运动，游泳是一个非常好的选择，许多准妈妈会认为游泳太不安全，其实游泳是一种非常好的有氧运动。最重要的是，游泳让全身肌肉都参加了活动，促进血液流通，能让胎宝宝更好地发育。同时，孕期经常游泳还可以改善情绪，减轻妊娠反应，对胎宝宝的神经系统有很好的影响。

游泳要选择卫生条件好、人少的游泳池，下水前先做一下热身，下水时戴上泳镜，还要防止别人踢到胎宝宝。孕期游泳可以增强心肺功能，而且水里浮力大，可以减轻关节的负荷，消除淤血、水肿和下肢静脉曲张等问题，不易受伤。

除了游泳之外，像快步走、慢跑、简单的韵律舞、爬爬楼梯等一些有节奏性的有氧运动，也可以由准妈妈自己选择定期进行。但是，类似于跳跃、扭曲或快速旋转的运动应当尽量避免。

日常的家务如擦桌子、扫地、洗衣服、买菜、做饭准妈妈都可以，但如果反应严重，呕吐频繁，就要适当减少家务劳动。

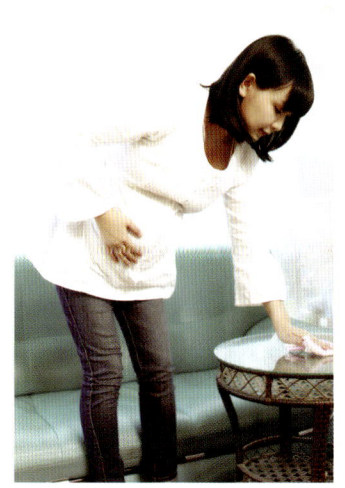

 运动真的对胎儿的智力发育有好处吗？

 孕妇每天进行半小时的锻炼，就能使胎儿的IQ值上升。此前，也有研究指出，孕期进行有氧运动，可以使腹部氧气增多，对促进胎儿的大脑发育很有好处。

胃灼痛怎么办

准妈妈们还会遇到一个不爽的事情，就是胃灼疼。怀孕期间，由于激素的变化，准妈妈胃部的入口处松弛，胃液就反向流到食管而引起胃灼痛。准妈妈会感到胸部中央有强烈的烧灼性疼痛。对于这个问题，可以从以下几方面改善：

1. 夜间喝一杯温牛奶。
2. 睡觉时多用一个软垫，把头垫高。
3. 咨询医生，医生会给你服用中和胃酸的药物。
4. 避免吃大量的谷类、豆类及有很多调味品或油煎的食物。
5. 准妈妈在怀孕初期恶心或没有食欲都是正常的，但如果反复胃痛就不是好现象了，建议准妈妈去医院检查一下，以免影响自己的健康和胎儿的发育。

预防感冒的小方法

怀孕后感冒有很多弊端，不能吃药打针，身体感到很不适。所以，为了预防感冒，准妈妈要注意下列六点：

1. 刷牙刷不干净易感冒。
2. 脚部着凉易感冒。
3. 手是感冒的主要传播途径，要勤洗手，不用脏手摸脸。
4. 爱吃咸食容易感冒。
5. 高脂肪、高蛋白、高糖食物会降低人体免疫力，让人感冒。所以，预防感冒新的饮食方法是荤素搭配，注意营养平衡。

Q 要是真的感冒怎么办？

A 万一患上感冒最好在医生指导下选用安全有效的抗感冒药物治疗。一般而言，孕妇患轻度感冒可选用较为安全的药物：服用对胎儿无影响的纯中成药，并多喝开水，注意休息，感冒很快就会痊愈。

怀孕第二个月 做坚强的准妈妈

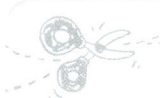

第八周

要控制情绪

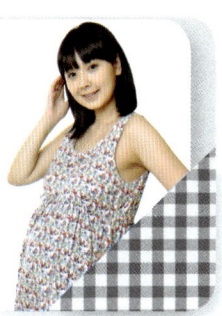

大约有10%的准妈妈会经历流产

胎儿流产相关状态也被称做先兆流产。少量出血滴滴答答往下流，伴随着下腹部的疼痛，便是流产的特征了。现在医疗技术有了很大发展，90%以上的怀孕可以继续，能够生育。但是，遗憾的是有的还会发生流产。孕早期流产的原因，基本上都是胎儿的染色体异常。尽管这被认为是偶然出现的，但现在还没有预防的方法。怀孕10周后的流产，便有妈妈方面的原因了。有的是因为心理方面的打击，有的是因为过度劳累。子宫肌瘤等病症也可以导致流产。总之，当少量出血滴滴答答往下流，或是下腹部有生理性的疼痛或剧痛时，不要犹豫，要立刻去医院。

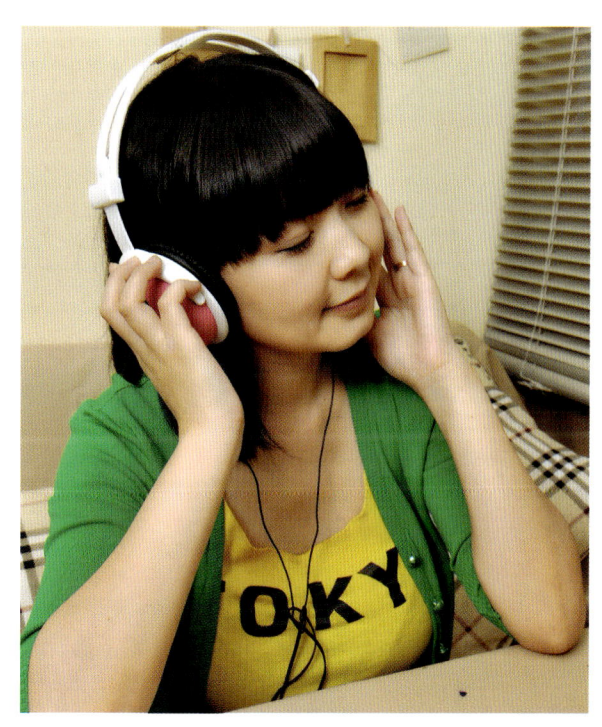

Q 怀孕期间能拔牙吗？

A 孕早期容易在拔牙时发生流产，而孕晚期的孕妇在拔牙的刺激下则易出现早产，故也不宜拔牙。如孕期必须拔牙，只有在孕中期时拔牙较为安全。

有必要正确认识维生素

本周孕期已经进行到第八周了，相信很多准妈妈都在按照医嘱补充叶酸和其他必要的维生素。但是关于这些维生素我们所了解的程度却很有限，尤其是在孕期需要特别考虑的维生素A、维生素D以及B族维生素。维生素分为水溶性维生素和脂溶性维生素，其中水溶性维生素包括B族维生素（维生素B_1、维生素B_2、维生素B_6、叶酸、维生素B_{12}、烟酸等）和维生素C，脂溶性维生素包括维生素A、维生素D、维生素E、维生素K等，它们是维持正常生理功能和细胞内特异代谢反应所必需的微量元素。但是，维生素并不是多多益善的，尤其是准妈妈在服用时，建议慎重阅读说明书或经医生开单据才可以服用，否则有可能对胎儿造成不良后果。下面我们将分成两大块介绍各种维生素缺乏以及摄入过量的危害，给准妈妈们做一个有利的参考。

各种维生素摄入不足的危害

名称	危害
维生素A	首先，维生素A具有维持机体正常免疫功能的作用。一些研究结果表明，维生素A缺乏可影响抗体的生成从而使机体抵抗力下降。其次，维生素A能维持上皮的正常生长与分化，如果缺乏，会导致不同组织上皮干燥、增生及角化以致出现各种症状，如皮肤干燥、毛束丘疹、毛发脱落。另外，消化道、泌尿道、生殖道、呼吸道会由于上皮细胞角化而遭受细菌入侵，引起感染。再次，维生素A具有促进生长发育的功能，如果缺乏，有可能引起流产、胚胎发育不良、幼儿生长停滞及骨骼、牙齿形成不良等。此外，维生素A能维持正常视觉，如果缺乏，易导致夜盲症。孕妇每日摄入的维生素A量若超过15000IV（国际单位），胎儿肾和中枢神经系统畸形的危害明显增加，最常见的有唇裂、腭裂、脑积水、颅骨缝早闭及心脏缺陷。
维生素D	这种维生素被称为"太阳维生素"，是因为在正常的饮食情况下，一个成年人只要能保证经常接受日光照射，就不会缺乏维生素D。需要注意的是，如果孕期缺乏维生素D，可影响胎儿的骨骼发育，也会导致新生儿的低钙血症、婴儿牙釉质发育不良，以及导致母体骨质软化症

 我最近老感觉嘴唇干得很，而且起皮，喝水也缓解不了，怎么办？

 孕妇嘴唇干燥可能有多种原因，如果是维生素缺乏的话，就要多吃新鲜蔬菜，如豆芽、油菜、白菜等。如果嘴唇干裂的时间较长，建议去看医生。

名称	危害
维生素E	缺乏这种维生素对于女性在生殖方面的不良后果是影响胎盘和胎儿的发育，可以导致胎盘萎缩，致使胎儿死亡。因此在临床上常用这种维生素治疗习惯性流产和先兆性流产。在生理功能上维生素E可以促进蛋白质的合成与更新，具有抗氧化的功能，可以维护心肌、平滑肌、骨骼肌、心血管系统的正常功能和结构
维生素C	如果怀孕期间的女性体内缺乏这种元素，那么有可能出现牙龈肿胀、皮下出血等症状。由于维生素C还具有促进体内干扰素形成的作用，因此，孕妇如果长期缺乏维生素C，就容易发生感冒，增加胎儿致畸的危险。而维生素C能预防孕妇缺铁性贫血，维持胎儿正常的造血功能和骨骼牙齿的正常发育等
维生素B_1	这是人类最早发现的维生素之一，又称硫胺素和抗脚气病维生素（缺维生素B_1可患脚气）。人体缺乏这种维生素的主要表现是食欲缺乏、恶心、呕吐、头痛、便秘、疲倦、烦躁、腿无力、感觉麻木、工作能力下降等。若孕妇缺乏维生素B_1，可出现心跳过速、小腿酸痛等现象
维生素B_2	这种维生素还叫核黄素，参与体内物质代谢，对促进胎儿的发育具有重要作用。孕妇在孕期缺乏维生素B_2可能会加重妊娠反应。维生素B_2缺乏的主要表现有口腔溃疡、地图舌、口角裂纹、睑缘炎、角膜毛细血管增生、脂溢性皮炎、女性外阴炎、阴囊炎等
维生素B_6	这种维生素是人体糖和色氨酸代谢所需要的物质，对于孕妇来说，在临床上常被用来治疗孕吐。人体缺乏维生素的表现是口唇干裂、口炎、舌炎、易激动、抑郁以及人格改变等
维生素B_{12}	这种维生素又称抗恶性贫血维生素，是一种含钴的维生素。如果孕妇缺乏这种维生素可导致巨幼红细胞性贫血，致使胎儿发生畸形的概率增加，且容易导致新生儿贫血

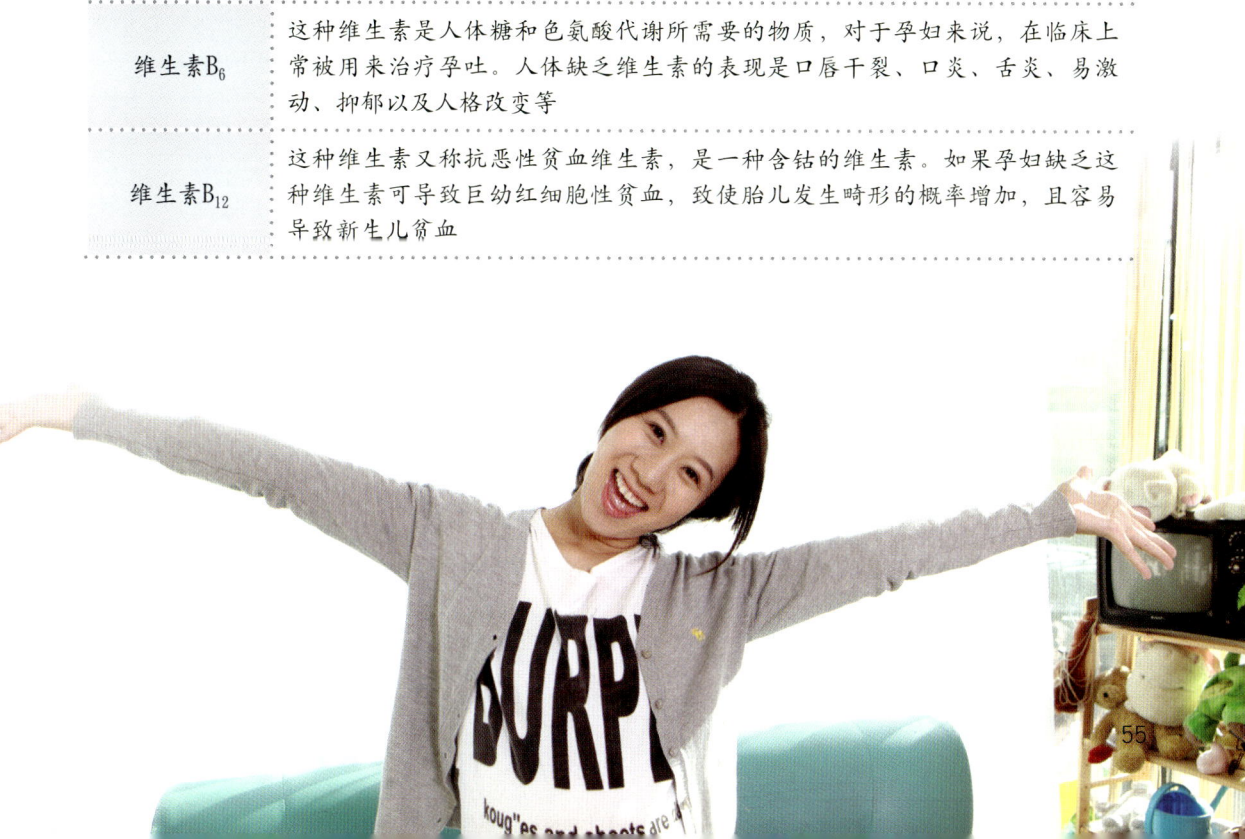

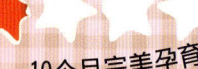

各种维生素服用过量的危害

食品要对味，烹调要多样化，并应尽量减少营养素的损失。

烹调过程中，要尽量减少营养素的损失，如洗菜、淘米次数不能过多，不能切后洗菜、泡菜，不能用热水淘米。又比如蔬菜在烹调过程中应急火快炒，与动物性食物混合烹调时应加少量淀粉，因淀粉中有还原型谷胱甘肽，对维生素C有保护作用。

名称	危害
维生素A	相关的医学研究指出，如果女性在孕期过量服用维生素A，那么会增加腭裂、兔唇、中枢神经系统异常和先天性心脏病等的发病率。然而，如果孕妇孕期日摄取量超过1万单位，胎儿的缺陷概率将被持续提高，如果每日的摄取量超过了2万单位，胎儿发生缺陷的危险概率就会上升到4倍。维生素A每日摄取量在2000单位就可以了
维生素D	这种维生素如果在孕期服用过量有可能导致母亲和胎儿的高钙血症。如果孕期每日的摄取量超过4000单位，就有可能导致新生儿主动脉瓣闭锁、脸形怪异和生长迟缓等问题。维生素D每日的推荐摄入量是400单位，可以通过饮食、维生素D营养加强型食品和接受紫外线照射中获取。因此，女性在孕期一般不需要特别补充
维生素E	这种维生素在食物中普遍存在，很少出现摄入不足的现象，人体每日建议的摄取量是10～20单位。有研究表明，女性在孕期若大量服用维生素E，有可能导致低体重儿的出生和增加发生新生儿其他并发症的危险。在孕期，母体只需要维持正常的维生素E水平就可以了，不建议特别补充
维生素C	如果孕期的女性每日过量摄入维生素C有可能影响胚胎的发育。因为过量地摄入维生素C容易形成酸性体质，这种体内环境对生殖细胞的发育不利。维生素C每日的推荐摄入量为30～60单位
维生素B_6	虽然这种维生素可以用来缓解早孕反应，但是如果孕期过量或长期服用容易使胎儿对其产生依赖，从而致使孩子在出生后有可能出现哭闹不安、容易惊吓、反复惊厥、眼球震颤等问题，还有可能在出生后的1～6个月内出现不增加体重的问题。一旦发生类似的现象，诊断治疗若不及时，有可能导致婴儿智力低下等问题

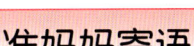 怀孕第二个月 做坚强的准妈妈

准妈妈寄语

准妈妈妊娠记录

对你的感觉是越来越神秘，
你是否在茁壮成长，长得像谁？
谢谢这安定的一天，同时我们还要相信今天会有一个好的结束。

我在吃的食物：

胃感到最舒服的食物：

我最严重的问题：

检查结果和我的反应：

我的预产期：

我想象中胎宝宝的模样：

胎宝宝，如果你听得见，我想对你说：

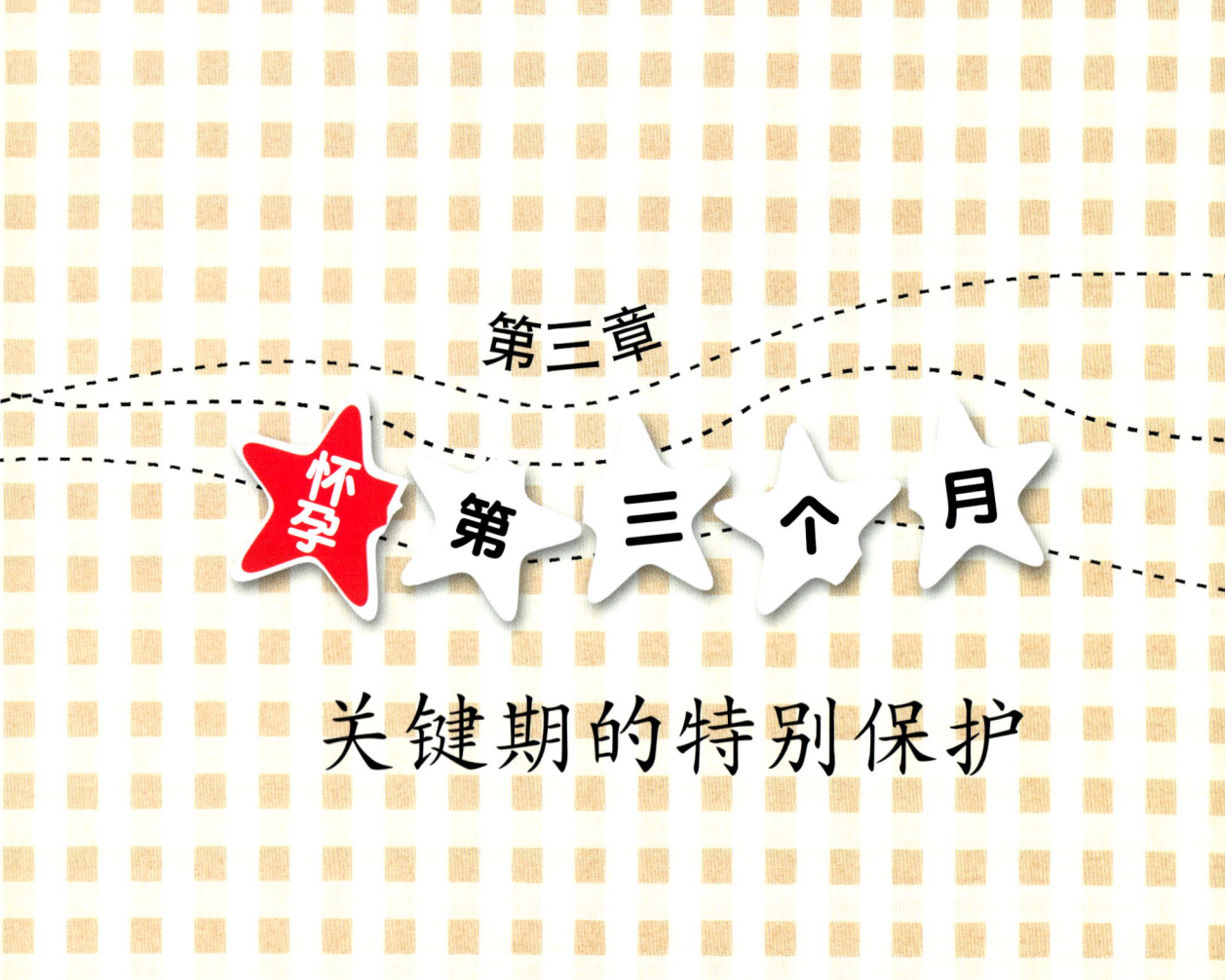

第三章

怀孕 第 三 个 月

关键期的特别保护

胎宝宝的成长发育准妈妈的身体变化

准妈妈的变化

周数	变化
第九周：乳房变大	这时你可能因为恶心和呕吐的原因不愿吃东西。此时由于你的子宫成长壮大后压迫你的膀胱，准妈妈小便的次数和频率可能会大大超过平时
第十周：腰围越来越粗	形象开始发生很大改变，乳房开始长大，腰围也开始变大。此时准妈妈的食欲突然改变，鼻子变得敏感，有时会对平时没有任何反应的食品或气味产生一阵阵的恶心，想吐，尤其以早晨起床为最严重。
第十一周：基础代谢增加	你的情绪波动很大，常为一些鸡毛蒜皮的小事而苦恼或烦躁不安。准妈妈不必为这种变化莫测的情绪感到不安，这是孕期雌激素作用的结果。至于早孕反应的程度因人而异，有的很严重，但是有的准妈妈反应也不是很明显。
第十二周：偶尔会出现晕眩症状	身体会有明显变化，阴道内乳白色的分泌物明显增多，乳房进一步增大、胀痛，乳晕、乳头出现色素沉着。同时小便频数，腰部有压迫感。有半数以上的准妈妈会在这时出现恶心、食欲减退等早孕反应，同时也出现了胎动

胎宝宝的变化

周数	变化
第九周：尾巴开始消失	胚胎大约有2.2厘米长，手指和脚趾间看上去有少量的蹼状物。各种复杂的器官都开始成长，牙和腭开始发育，耳朵也在继续成形，胎儿的皮肤像纸一样薄，血管也清晰可见。从现在开始到20周，胎儿将迅速成长
第十周：头部到臀部长达30~40毫米	现牙齿的原基已经出现，神经管鼓起，大脑在迅速发育，脑下垂体和听觉神经也开始发育。虽然仅从外表上还分不出男女性别，然而内、外生殖器官的原基已能辨认。双脚开始摆脱蹼状的外表，眼帘已能覆盖住眼睛
第十一周：头部到臀部长达44~60毫米	胎儿的手腕已经成形，脚踝开始发育完成，手指和脚趾清晰可见，手臂更长而且肘部变得更加弯曲。耳朵的塑造工作也已经完成，而且胎儿的生殖器官开始发育，胎盘已经很成熟，可以产生支持激素的部分重要功能
第十二周：体重在8~14克，长出手指甲	胎儿尾巴已经消失，躯干和腿都长大了，头部已经长出鼻子、嘴唇、牙根和声带等，已更像人的脸面。眼睛上已长出眼皮。胎儿开始产生吸吮、吞咽和踢腿的动作，此时胎儿的手指甲和绒毛状的头发已经开始出现

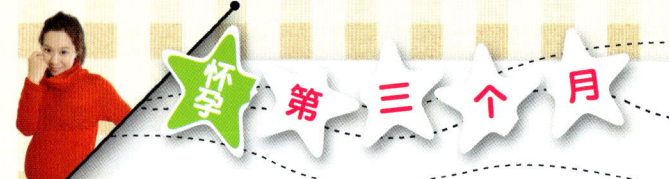

本月大事记

· 怀孕9～12周，早孕反应症状开始消退，当然早孕反应症状严重的准妈妈要持续到16周。

· 在本月有些准妈妈脸上或脖子上会出现黄褐斑，这是由怀孕时增加的黑色素细胞刺激所引起的，分娩以后，这种症状会消失或淡化。

· 上班族准妈妈怀孕后继续工作，应尽量每隔2～3个小时到室外走动走动，活动一下，呼吸几口新鲜空气；有些过敏体质的人会因为接触复印机而发生咳嗽、哮喘，所以准妈妈要尽量减少与复印机打交道，并要适当增加摄入含维生素E的食物。

· 准妈妈要注意自己的阴道是否出血，哪怕稍微有出血，也要去医院诊断。准妈妈最好穿浅颜色的内裤，这样少量的流血也能够及时被发现。

· 这个月要继续补充叶酸。

· 妊娠初期每天摄取的热量要比妊娠前多150千焦，这大约是一碗米饭的热量，所以妊娠初期并不需要吃得太多，但一定要制订均衡合理的饮食计划，特别是要保证蛋白质的摄入量。

· 这个月可以开始进行音乐胎教或语言胎教了。

本月细节备忘

· 本月还是流产的高发期，还是要避免可能引起流产的动作，仍然不能够进行性生活。

· 身体不适不要硬挺着，要及时去医院，并把怀孕的情况告诉医生，让医生根据情况用药或采用其他治疗方法。

· 沐浴时不要使用蒸汽浴房，如果长时间坐在高温潮湿的浴池内，容易导致贫血，特别是怀孕期间绝对不能去蒸汽浴房，高温对胎儿的身体容易产生不利的影响，甚至导致畸形。

· 如果短时间内体重下降较多，或者妊娠反应严重到水都喝不下，就要去医院检查了。

· 开始了解预防妊娠纹的方法，妊娠纹只要生成，就不会消失，而且分娩后会留下白色细纹。因此，准妈妈要提前做好预防妊娠纹的准备。准妈妈要防止体重突然增加，同时从本月起涂抹预防妊娠纹的护肤品并进行按摩，可以有效预防和减轻妊娠纹的产生。准妈妈要注意涂抹妊娠纹护肤品时除了涂抹腹部以外，也不要忘了在乳房周围涂抹。

准爸爸必修课

·准妈妈的身体开始变化，情绪会变得焦躁不安，此时准爸爸应注意调节婆媳关系，一定要时刻对准妈妈表现出最多的爱，细心照顾准妈妈，让准妈妈开心。

·妥善安排好准妈妈的饮食，提醒准妈妈养成良好的生活习惯及饮食习惯。

·陪准妈妈到医院做孕期检查，了解系列的孕期保健信息。

·多给准妈妈鼓励和赞扬，帮助她建立面对以后孕期生活的信心。

·怀孕后准妈妈宜有意识地减少电脑接触，以免过度劳累和避免电磁辐射的危害。此时准爸爸应积极帮忙收发邮件，代替准妈妈操作电脑。

·要积极参与胎教，给胎宝宝买胎教音乐磁带，多跟胎宝宝说话。

本月孕期检查

·如果准妈妈在上个月没有去医院进行全面检查并建档，那在这个月就必须去了。

·这个月还可以进行绒毛膜取样检查，绒毛膜取样检查最佳时间为怀孕第9～12周。此项检查能在较早期诊断出胎儿遗传和生化方面是否异常，准妈妈可以通过这一检查尽早知道结果以便作出是否继续妊娠的决定。但绒毛膜取样检查不能检查出某些先天畸形，如神经管畸形、先天性心脏病等，以及胎儿肺的成熟度等。

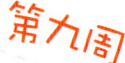

营养饮食最关键

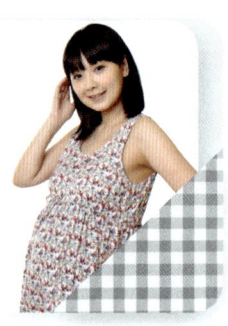

准妈妈衣服的选择

上衣

上衣的质料应该是柔软的纯棉面料或丝织品、麻织品等，式样宜简单宽松，穿着后双臂可以自如地活动。并且注意别束缚胸部，也不能压迫腹部，否则对胎儿的生长不利。

鉴于这些衣服在孕期结束后就没有用处了，所以最好不要盲目添置或买太昂贵的服装。

新买来的衣服尤其是内衣一定要清洗并经阳光暴晒之后再穿用，这样可以减少接触有害染料的机会，被细菌侵害的可能也会低得多。

风衣

随时准备一件风衣，这比较合适，以备必须外出时穿着。另外，在孕妇装"难登大雅之堂"时，一件合身的宽敞的米色风衣，就是绝佳的外出服了。

背带裤

背带裤是现在准妈妈较为喜欢的一种裤装。春夏时节，长裙较为合适，而秋冬季节最好穿长裤。但要注意，紧身裤不论什么季节都不合适穿着。

 孕妇的衣服用什么洗比较好？

 内衣最好是用肥皂和皂粉洗，超市就有卖的。千万不要用洗衣粉，对皮肤不好，而且含有很多的添加剂。

袜子

准妈妈的袜子,无论是长袜还是短袜,袜口都不要太紧,尤其是在妊娠后期。并且还要选择舒适透气的棉质袜子!

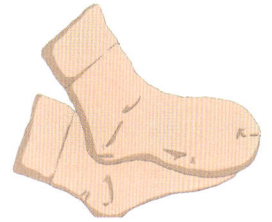

胸罩

胸罩的选择应选择前开扣式的,这样在检查时、喂奶时都比较方便。也可以选择有伸缩性的布料,从下向上戴的,以及肩带式或比较肥大的乳罩。

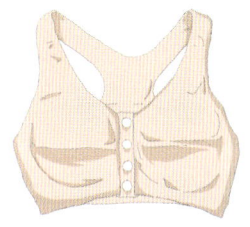 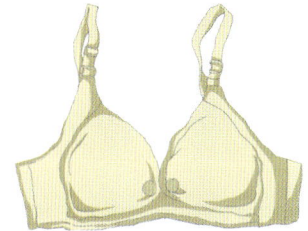 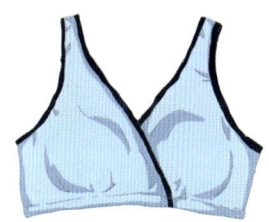

前开扣式胸罩　　　　　上开扣式胸罩　　　　　无开扣式胸罩

内裤

内裤的选择,最好选择能把腹部完全遮住、易于穿脱的内裤。并且孕期中容易出汗,阴道的分泌物也增多,所以要选择具有良好透气性、吸湿性强、容易洗涤的材料制品。冬季时,考虑到保温,最好选用纯棉的。并且内裤不要用松紧带勒紧腹部和大腿根,否则对孕妇和胎儿都不利。

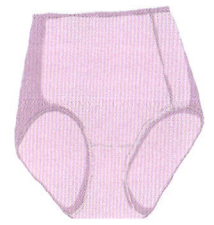 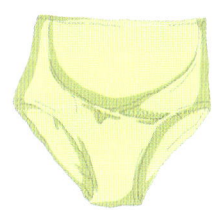 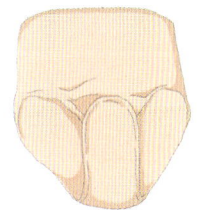

覆盖式内裤　　　　　　固定式内裤　　　　　　下开口式内裤

 孕妇从什么时候开始穿专用内衣裤?

 　　内裤也尽早穿专用的为好,专用孕妇内裤腰身都比较高,不会勒在肚脐下方,对腹中的胎宝宝是一种保护。

睡衣

最好选用棉制品，并且要考虑吸湿性、保暖性和穿着舒适。若是套式睡衣，裤子应比较宽松，腹部的带子应能够调节的比较好。如果是穿着和服式的睡衣，比一般尺寸稍大一点比较合适。长袍式的睡衣，一定要选择尺寸比较长的，并考虑其式样及颜色，也要便于清洗。

总之，无论准妈妈选择怎样的衣服，都一定要选择那种宽大的、穿在身上不感到紧，简单、穿脱方便、舒服的为好。所以，选择孕妇装，一定要注意这些。另外，也建议在孕妇装上搭配耳环、项链或丝巾、胸针等饰物，可使孕妇装不致太显眼，整个人看起来更有朝气。

鞋子的选择

首先要考虑安全性，选择鞋子时应注意以下几点：

1. 脚背部分能与鞋子紧密结合。
2. 有能牢牢支撑身体的宽大的后跟。
3. 鞋后跟的高度在2～3厘米。
4. 鞋底上带有防滑纹。
5. 能正确保持脚底的弓形部位。

按照上述条件，高跟鞋、容易脱落的凉鞋等都不适宜。后跟太低的鞋子也不好，震动会直接传到脚上。随着怀孕时间的增加，脚心受力加重，会形成扁平足状态，这是造成脚部疲劳、肌肉疼痛、抽筋等的原因。可用2～3厘米厚的棉花团垫在脚心部位作为支撑，这样就不容易疲劳。到了怀孕晚期，脚部水肿，要穿稍大一些的鞋子。

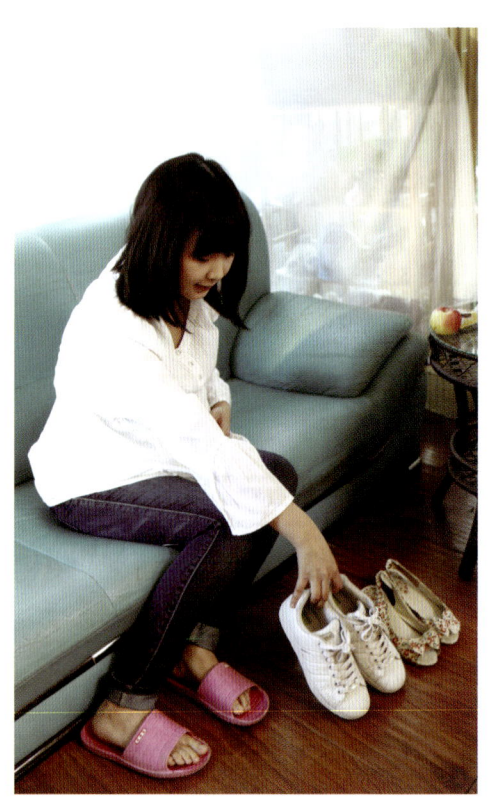

 孕妇可以穿4～5厘米的坡跟鞋吗？

 坡跟鞋的款式对准妈妈来说倒是很适合，不过鞋跟的高度应该为2～3厘米。

妊娠早期反应一般持续多长时间

这种反应持续的时间有长有短。一般地讲，妊娠反应多在停经40天左右出现，到怀孕3个月（12周）时就逐渐消失。当然，这些反应因人而异，有的人可能一点反应没有，有的人可能一直反应到怀孕五六个月甚至到分娩。

警惕先兆流产

在孕早期发生先兆流产的可能性还是比较大的，所以准妈妈应该注意一旦出现阴道流血或腹痛等状况就应该马上去医院检查，因为这有可能就是先兆流产的迹象。在检查时，为了减少对子宫的刺激，尽量少做没有什么必要的阴道检查项目。

通过检查，确定妊娠反应为阳性，再结合B超和体温得出适合保胎的诊断，便可以在医生的指导下实施保胎。如果阴道出血量比经期的出血量还多，就要特别引起重视了，若通过医生的诊断查明胎儿死亡或流产已成事实，就要听从医生的建议尽快终止妊娠，以免发生出血或感染。

出现了需要保胎这种情况的准妈妈要注意，在保胎的时期内要特别注意生活习惯以及情绪变化，密切观察阴道的出血量，以及血的颜色，尤其是血液中是否有一同排出的组织物。在必要的时候，可以将24小时内用的卫生护垫保留下来供医生诊断时使用。医生可以根据发生情况的准妈妈的出血量和腹痛的状况，判断出先兆流产到了一个怎样的程度。

如果出血量不多，下腹的阵痛情况加剧，就要考虑是否有其他并发症发生的可能，要将情况及时反映给医生。如果发生了出血量增加或有组织物排出的情况，则应该带着排出的血和组织物尽快就医。还有，若出现出血增多和下腹阵发性剧痛同时发生的情况，也要尽快就医。无论出现哪种情况，都要听取医生的建议，看看是否能够继续妊娠。

特别要提醒准妈妈和准爸爸的是，在发生先兆流产的情况下，无论程度怎样，都要严禁性生活。

 怀孕9周了，却没有一点孕妇应该有的反应，应该怎么办？

 一般约半数女性在停经6周左右会出现乏力、嗜睡、食欲缺乏、恶心、呕吐等早孕症状，但并不是所有的人都会出现此症状，也是因人而异的，建议到医院做一下尿检或抽血查HCG，确定胎儿的发育情况是否正常。

10个月完美孕育

第十周
感觉自己像个孕妇了

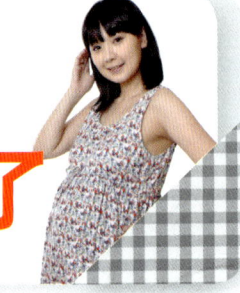

避免噪声污染

噪声可影响准妈妈的中枢神经系统的功能活动。准妈妈受噪声影响还可使胎心加快，胎动增加，对胎儿极为不利。高分贝噪声可损害胎儿的听觉器官，并使准妈妈内分泌功能紊乱，诱发子宫收缩而引起流产、新生儿体重轻及先天性畸形。流产是准妈妈不愿面对的事情，却又往往是不得不面对的现实，几乎每个妇女都会在育龄期有过至少一次得流产经历。既然不得不做，就应该更好地保护自己，因为它毕竟是对身体的伤害。

怎样吃鱼更健康

准妈妈怀孕后会引来很多人的关心，人们会让她多吃东西，尤其长辈会大力让她增加食补。鱼就是怀孕期间常见的食补良药，可是吃鱼是有些讲究的。

1 多吃深海鱼类，如鲑鱼、鲭鱼等。
2 烹调的时候尽量用水煮，清淡饮食比较好。
3 对鱼类过敏的准妈妈，不妨改吃准妈妈专用的营养配方食品，以减少胎宝宝过敏体质的产生。
4 准妈妈最好不要吃鱼油，因为鱼油会影响凝血功能，吃多了可能会增加出血概率。

 鱼怎么做最适合孕妇吃？

 准妈妈最好把鱼清蒸或水煮，这样鱼的营养不易流失，腹中的胎儿也易吸收。

看似卫生的不卫生习惯

我们在日常生活中就经常犯这些看似卫生，实际却不卫生的错误。由于孕期是一个比较敏感的时期，虽然不提倡洁癖，但是在平常的生活中确实存在被我们遗漏的卫生死角，建议准妈妈将这些问题重视起来，这将对整个孕期的顺利度过起到一定的作用。

用看似洁白干净的纸包裹食品

这样做的危害是有些白纸在生产的过程中加入了漂白剂，食品与漂白剂接触后发生的一系列化学反应会产生有害物质，这些物质很容易污染食品。

用毛巾擦拭餐具

我们平时用来饮用、洗涤的自来水都是经过严格净化处理的，冲洗过的水果或餐具不会被水污染，而毛巾上面却是容易滋生细菌的地方，所以洗过的水果和餐具不建议用毛巾擦干。

将水果腐烂的地方挖掉一样吃

这一点已经引起了很多人的重视，吃腐烂的水果有导致人体细胞突变而致癌的危险。这里提醒准妈妈即便再昂贵的水果，只要有腐烂的地方，无论坏了多少，整个水果都不能再吃了。再者，水果储存到这种程度已无营养可言，吃了不但等于没吃，里面大量繁殖的细菌和微生物反而会对人体造成威胁。

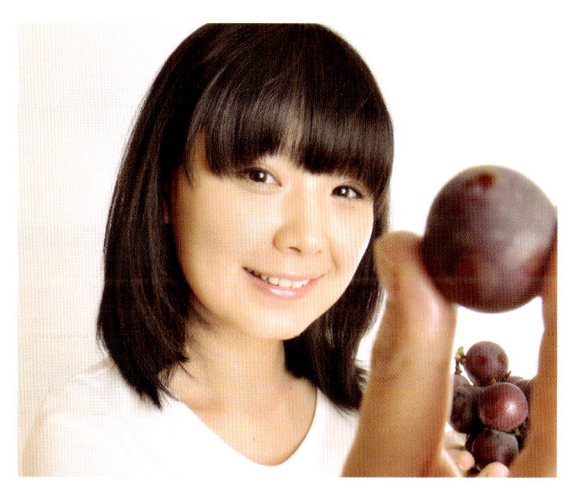

 怀孕可以吃棒冰吗？

 冰的东西最好不要吃。饮食最好以新鲜、卫生、温热为宜，不吃辛辣、生冷的东西。

第十一周 体形变了

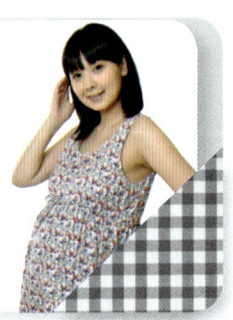

怀孕后也可以做的家务

准妈妈在妊娠期间坚持适宜的家务劳动，对母子健康都有益。适度的家务劳动能增强准妈妈体质，提高免疫功能，有效地防止多种疾病的发生。

尽量不用手直接浸入冷水中，因为有可能受寒引起宫缩，而引发流产。早孕反应较重时，不要到厨房里去，因油烟和其他气味可加重恶心、呕吐。厨房最好安装抽油烟机，因油烟对准妈妈尤为不利，可危害腹中胎儿。

从事一般的擦、抹家具，扫地、拖地等劳作是可以的，但不能登高，不能搬抬笨重家具，更不可以蹲着压迫肚子。

同样不要使用冷水，不宜用洗衣粉，更不可用搓板顶着腹部，以免胎儿受压。晾晒衣服时不要向上伸腰，晾衣绳可放置得低一些。

出去购物对准妈妈有许多好处，比如可以使准妈妈心胸开阔，也可以锻炼身体，因为购物走路，相当于散步。但也要注意，不宜行走过多，速度不宜快，不要穿高跟鞋，购物不宜过多，不能太重，一般不超过5千克为宜。避免在人流高峰时间去挤公共汽车，不宜到人群过于拥挤的市场去。另外在寒潮、大风等天气时不宜外出。特别是在流感和其他传染病流行时，更不要到人群密集的地方去。

总之，准妈妈不能什么也不做，而是要做适宜的家务，但需对危险因素加以避免，这样就能保证准妈妈的孕期生活健康而有意义。

 在做家务活的时候可以进行胎教吗？怎样做比较好？

 孕妇在做家务活的时候可以进行胎教。由于有些孕妇没有太多空余时间，那么边做家务活边进行胎教不失为一种好方法。合理地安排家务，既能够融语言胎教于家务活中，又能使孕妇在做家务时更有乐趣。

准妈妈化妆注意了

妊娠初期时,皮肤变油性,容易长粉刺或长疙瘩,这时随便使用化妆品反而会适得其反,日后留下痕迹。妊娠中期以后,有的准妈妈皮肤会变得粗糙,这时改变化妆品不太好,应该在饮食方面注意。多吃含蛋白质和维生素丰富的食品,保证充足的营养和休息。气色不好时,为了不致让人感觉到自己憔悴,可以薄薄地施些胭脂、口红,但禁止浓妆。

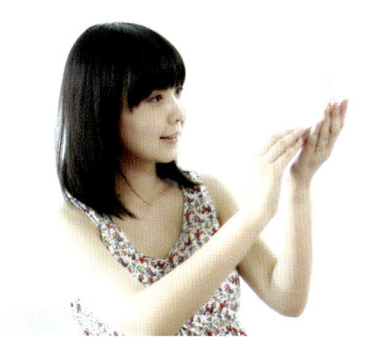

饮食要定时定量

吃饭应该定量,对于准妈妈来说,定量饮食更为重要。想想,准妈妈吃饭不知道控制,饥一顿,饱一顿,对胎儿的营养供给也会随之出现不正常状况,这难道不会影响胎儿的均衡、正常发育吗?

所以,准妈妈在怀胎10个月内的饮食,最好定量。但定量不是要求不分各种情况始终保持一个固定的量,而是指给自己的饭量规定一个范围,一般维持在这个范围内,也要随着胎儿的发育逐渐地、微量地增加。饭量变动的范围应该尽量小些,加倍的食量,是绝对不应该出现的现象。尤其是有些人对自己的饮食很难控制,比如遇到过年过节、遇上自己爱吃的饭菜都会比平时多吃一些,这可是不应该的,尤其是准妈妈,更不应该,所以作为丈夫应该提醒孕期的妻子,注意定量饮食。

饮食不光要定量,还要定时,准妈妈养成准时吃饭的习惯,这样,可避免因饥饿,而导致血糖下降到较低的程度。如果准妈妈经常出现类似情况,无疑会发生胎儿营养供给不及时的情况。准妈妈担负着向胎儿提供营养物质的任务,所以,必须按时进餐。

 我在怀孕之前及怀孕1个月时有使用过完美芦荟胶,是涂抹的,这样对胎儿会有影响吗?

 你的情况对胎儿的影响不大,建议最好避免长时间使用化妆品。

10个月完美孕育

准妈妈要有正确的姿势

怀孕后,如果姿势不当,不但会造成自身伤害,对胎儿的健康也会产生不良影响。准妈妈要减少繁重的体力劳动,如果要做家务活或上班,尽可能坐着进行。因为女性正常姿势主要靠韧带支持,怀孕期间,腹部重量日增,单靠韧带支持不够,还要靠部分肌肉的帮助,坐下可缓和韧带与肌肉所受的压力,减少准妈妈常患的腰背痛。准妈妈坐时最好选择有靠背的椅子,坐下来身体挺直地靠在椅背上。这样一方面可以避免身体弯曲而增加腹部的压力,另一方面可把身体的重力转移于椅背,从而得到充分的休息。端坐时,不妨用小椅子来垫脚,两腿适当地分开,以免压迫腹部。站立时要保持身体直立,这样可尽力收缩前方的腹壁肌肉,使骨盆前缘上举,不致倾斜过甚而导致背痛。

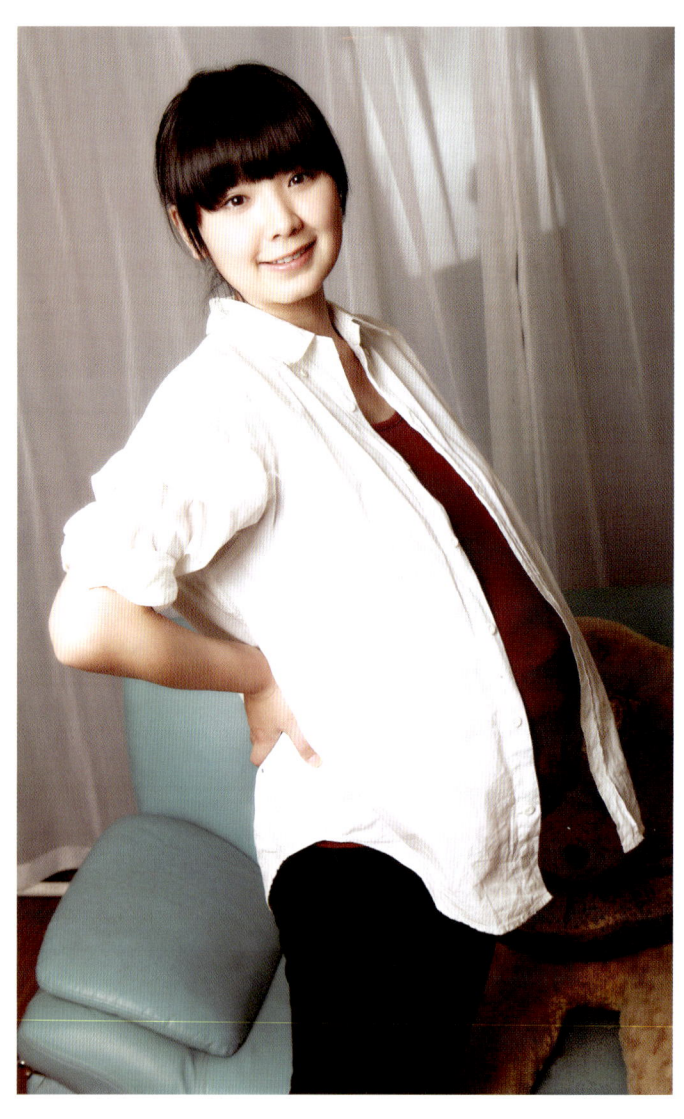

Q 怀孕十几周了,右脚脚心和脚背筋疼,小腿发麻,是我平时的姿势不对吗?

A 坐立走姿势及鞋子是否合适、缺钙,还有子宫增大压迫、季节变化着凉、劳累,都会引起这些症状,要综合调整。

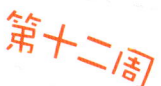 怀孕第三个月 关键期的特别保护

第十二周
安全度过危险期

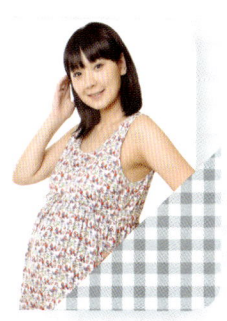

准妈妈应注意晒太阳

要经常开窗通风，以保持室内空气新鲜，但应避免大风吹。准妈妈还应经常晒太阳，以便身体对钙、磷等重要元素的吸收和利用。天气好时，可到室外去走动，接触阳光。天气不好时，也可在室内有阳光的地方接受日光照射。冬季每天至少应晒太阳半小时以上。

营养不是越多越好

准妈妈和家属大都认为孕期应该多吃多补。只要是对胎儿有帮助的东西，他们都会买来吃，加以补充。不仅如此，准妈妈还会通过多吃来弥补，有时一天吃上好几顿，饭后还吃大量的水果。这样会导致超重，不仅在孕期会造成准妈妈并发症增加，不利于胎儿成长；在分娩时，也会有困难；产后还难以恢复身材。

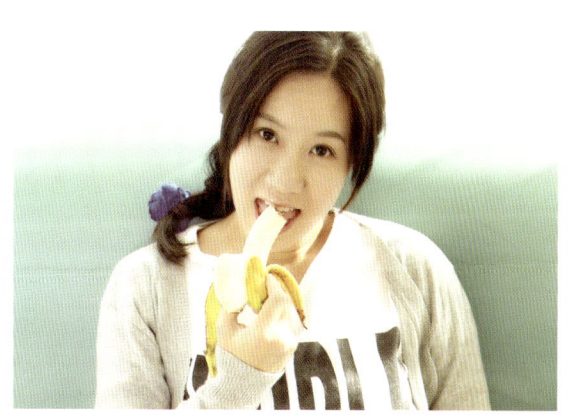

Q 为使胎宝宝聪明活泼健康，孕妇在孕期如何加强营养？

A 孕妇所需的营养素有蛋白质、碳水化合物、脂肪、维生素和矿物质，它们是孕妇的营养来源，要孕育一个聪明胎宝宝，要特别注意摄取脂肪酸、蛋白质、锌、铁等脑部所需营养。

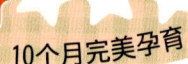

10个月完美孕育

产前检查时间安排和具体项目表

预产期： 年 月 日　　　　　　　产检建卡日：

产检频率	产检次数	怀孕周数	例行产检项目	定期/特殊产检项目（在方框里打钩记录已检查项目）	备注
每月一次（孕28周以前）	第一次	6～8周	了解病史（年龄、职业、推算预产期、月经史、孕产史、手术史、本次妊娠过程、家族史、丈夫健康状况等） • 体重 • 腹围 • 身高 • 四肢水肿情况 • 血压 • 胎心 • 宫高	□尿常规 □血液检查（验血） 　□血常规　　□梅毒抗体 　□凝血功能　□肝功能 　□血型（ABO、Rh）□风疹病毒 　□甲乙丙肝抗体　□弓形虫抗体 　□艾滋病抗体　□白细胞病毒等 □阴道检查　　□心电图 □绒毛检查（检测胎儿唐氏综合征，怀孕9～12周进行）	建卡 预约B超
	第二次	12周			
	第三次	16周	• 体重 • 血压 • 宫高 • 腹围 • 四肢水肿情况 • 听胎心 • 血常规 • 尿常规	□唐氏综合征检查（怀孕14～20周进行） □羊膜穿刺（检测胎儿唐氏综合征，怀孕16～22周进行）	有些医院会合并进行一次产检时的血液检查和唐氏综合征检查
	第四次	20周		□B超（排除胎儿畸形，怀孕14～20周进行）	我应该多长时间感觉到一次胎宝宝的胎动
	第五次	24周		□糖筛查（一般在怀孕24周进行，如有高危因素可提前至孕早期） □糖耐量测试（糖筛查测量值超过标准时进行）	
每2周1次（孕28～36周）	第六次	28周	• 体重 • 血压 • 宫高 • 腹围 • 四肢水肿情况 • 听胎心 • 血常规 • 尿常规	□B超（检查胎儿发育情况并进一步排畸，怀孕30～32周进行）	
	第七次	30周			
	第八次	32周			
	第九次	34周			
	第十次	36周		□胎心监护（从怀孕36周开始每周一次）	
每周1次（孕36周以后）	第十一次	37周	• 体重 • 血压 • 宫高 • 腹围 • 四肢水肿情况 • 胎心监护 • 血常规 • 尿常规	□骨盆测量 □B超（检查胎儿大小、胎位和羊水状况，为分娩做准备，怀孕36周或以后进行） □心电图（可以门诊做，无特殊情况也可在入院待产时做）	与医生讨论分娩方式
	第十二次	38周			
	第十三次	39周			

异常妊娠早发现

畸形儿发生的原因

通常是在胚胎发育阶段受到各种有害因素的影响使细胞染色体发生畸变，或有害物质抑制细胞的有丝分裂，妨碍了胎儿器官的正常分化与发育而产生畸形。

因为胚胎细胞的生物合成很活跃，细胞分化、生长发育均先于这种快速分化增殖的细胞本身，所以就比较脆弱，再加以胚胎对毒物的分解代谢和排泄很不完善，极易受到有害因素的损害以致引起畸形。

常见的致畸因素包括微生物（如病毒）、药物和某些化学制剂、某些金属和放射性物质等。

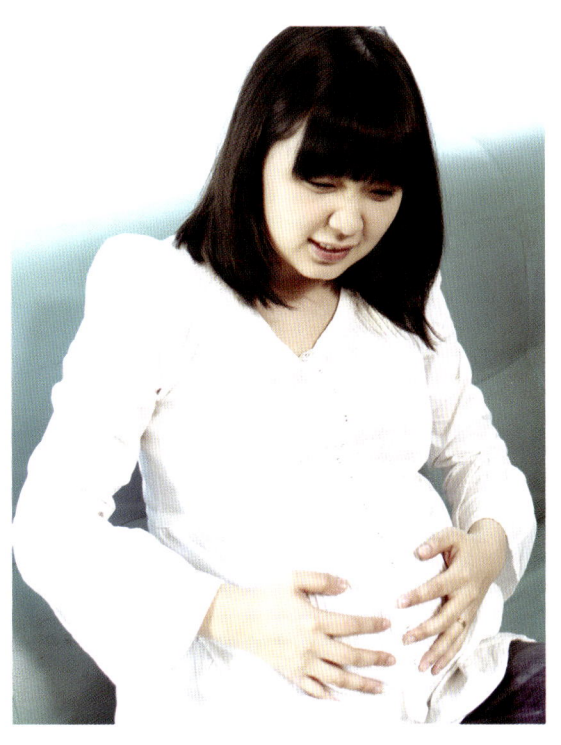

易生出畸形儿的孕妇

准妈妈若在孕早期发生高热，会对胎儿产生极大的不利影响。怀孕早期有过高热的妇女，孩子即便不出现明显外观畸形，但脑组织发育有可能受到不良影响，表现为智力低下、学习和反应能力较差。

这种智力低下是由于高热造成胎儿脑神经细胞死亡，使脑神经细胞数减少所致，而且这种智力低下是不能恢复的。

当然，高热造成胎儿畸形还与准妈妈对高热的敏感性和其他因素有关。

 怀孕时服用了康泰克、头孢药，对胎儿影响有多大？

 怀孕期间用药对胎儿发育是否有影响，与药物的种类、剂量等有关。可在怀孕14～20周进行唐氏筛查，或进行彩超排畸检查。

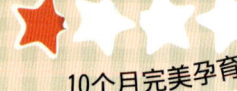

爱接近猫狗的准妈妈

很少人知道带菌的猫也是一种对导致胎儿畸形威胁很大的传染病源，而猫的粪便则是这种恶性传染病传播的主要途径。

吃了真菌类食物的准妈妈

准妈妈若食入被真菌素污染了的食品，真菌毒素可通过胎盘祸及胎儿，引起胎儿体内细胞染色体断裂。

每天浓妆艳抹的准妈妈

每天浓妆艳抹者胎儿畸形的发生率是很高的。对胎儿畸形发育所产生不良影响的主要是化妆品中含的砷、铅、汞等有毒物质，这些物质被准妈妈的皮肤和黏膜吸收后，可透过血胎屏障，进入胎血循环，影响胎儿的正常发育。其次是化妆品中的一些成分经阳光中的紫外线照射后产生有致畸作用的芳香胺类化合物。

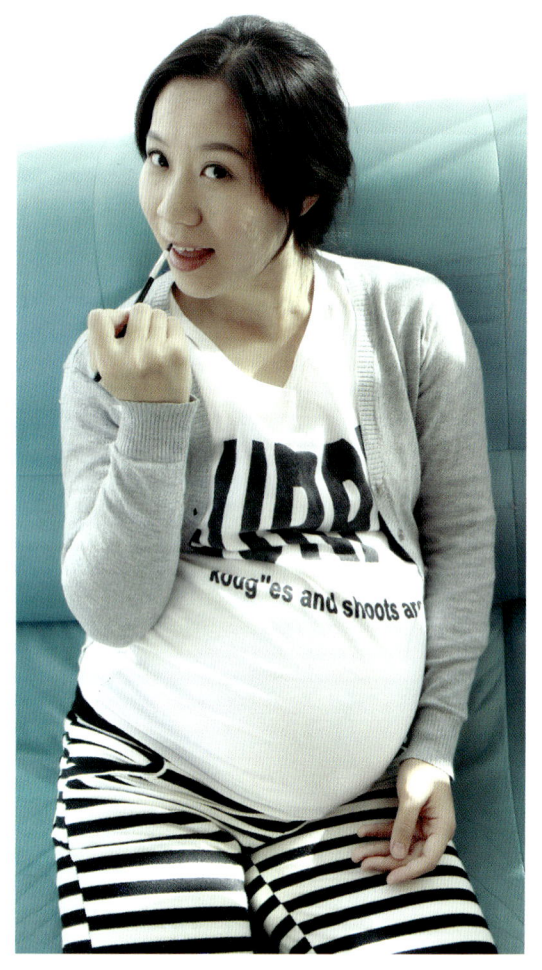

孕期精神紧张的女性

人的情绪受中枢神经和内分泌系统的控制，内分泌之一的肾上腺皮质激素与人的情绪变化有密切关系。准妈妈情绪紧张时，肾上腺皮质激素可能阻止胚胎某些组织的融汇作用，如果发生在妊娠期间的最初三个月，就会造成胎儿唇裂或腭裂等畸形。

饮酒的准妈妈

准妈妈饮酒，酒精可通过胎盘进入发育胚胎，对胎儿产生严重的损害。妊娠期每天饮2杯酒以上，可对胎儿有影响以致危险；每天饮酒2～4杯，则有畸形发育的危险。如脑袋很小、耳鼻极小和上嘴唇宽厚等。

怀孕第三个月 关键期的特别保护

准妈妈寄语

准妈妈妊娠记录

开始怀上你没多久，妈妈就开始了孕吐。

妈妈心急如焚，惶恐不安，心情烦乱。

但是，妈妈懂得了只有经历了这种痛苦之后才可以获得拥有健康的你的资格。

我生理上的感觉：

关于胎宝宝的梦：

我最关心的事：

我最快乐的事：

我情绪上的感觉：

我的反应：

感觉我的子宫，我的反应：

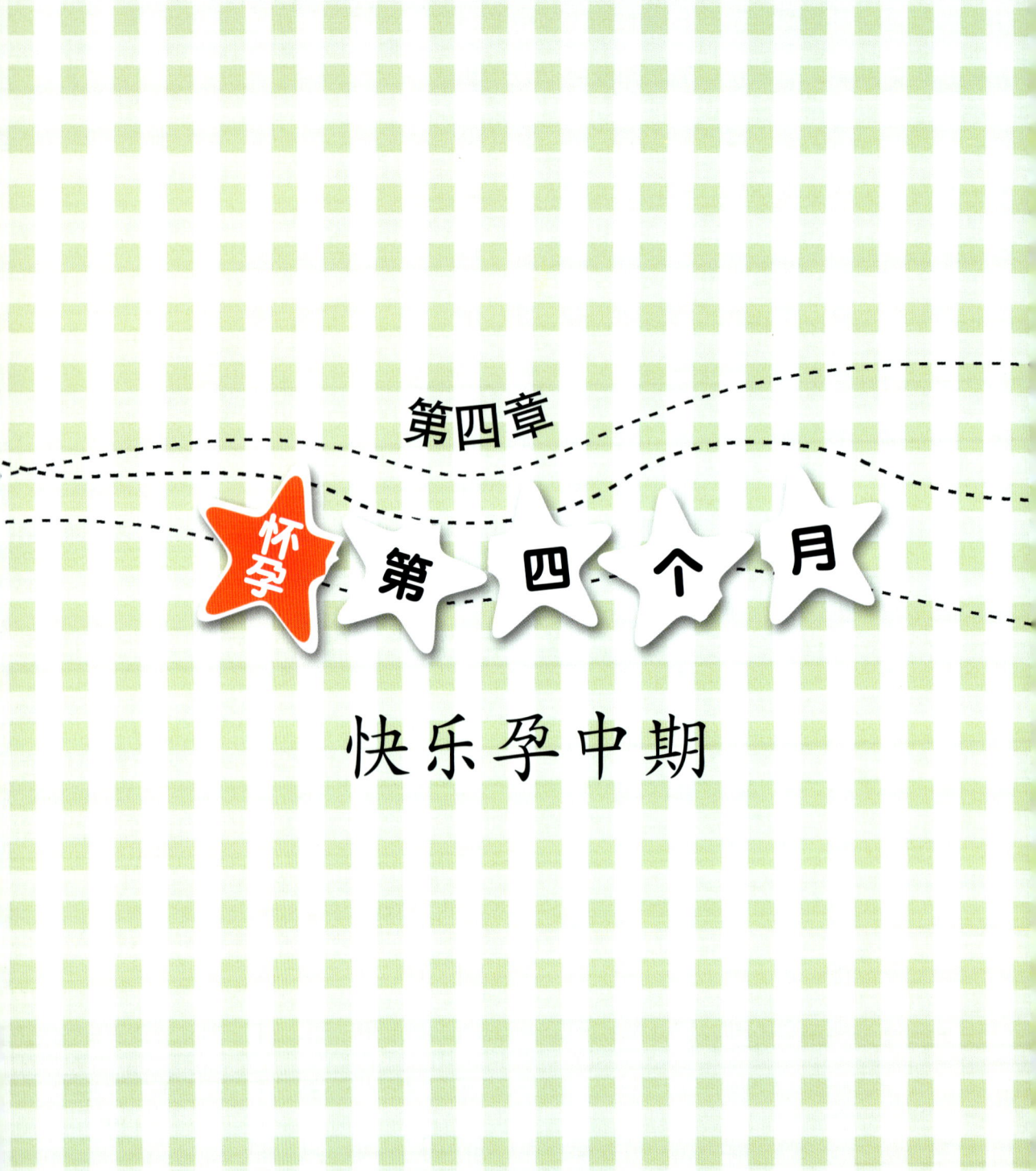

第四章

怀孕 第四个月

快乐孕中期

胎宝宝的成长发育 准妈妈的身体变化

准妈妈的变化

周数	变化
第十三周： 体重开始增加	准妈妈的基础体温仍然保持升高的状态，出现小便频数，便秘，腰部有沉重感。乳头及外阴部位色素沉着加重，白带显著增多。腹部从肚脐到耻骨会出现一条垂直的妊娠纹，脸上会出现黄褐斑
第十四周： 早孕反应完全消失	腹部变大了，乳房更加胀大，乳晕与乳头颜色更暗。腰部也会感到酸痛，腿足水肿。此外，阴道黏膜增厚，分泌物增多，而且容易便秘或腹泻，此时大部分孕妇的早孕反应完全消失
第十五周： 下腹部逐渐隆起	准妈妈阴道白带增多，含有乳酸菌、阴道脱落上皮细胞和白细胞等。由于孕妇体内的雌激素水平较高，盆腔及阴道充血，所以白带增多是正常的现象
第十六周： 下腹明显变大	下腹部膨隆，感觉下坠，常常有心慌、气短的感觉，甚至便秘。血红蛋白下降。准妈妈可发生头痛，痔疮，下肢、外阴静脉曲张等症状

胎宝宝的变化

周数	变化
第十三周： 各器官开始呈现完整的形态	胎儿的大脑体积越来越大，占了整个身体的一半，胎儿成长的关键器官也将在这两周内完成。胎儿现在大约7厘米长，手指、脚趾已经完全分开，一部分骨骼开始变得坚硬，并出现关节雏形
第十四周： 头部到臀部长度达80～92毫米	额部更为突出，两眼之间的距离拉近了，眼睑仍然紧紧地闭着。肝脏也开始工作，肾脏日渐发达，血液循环开始进行。随着生殖器官的发育，男女生殖器官的区别更加明显，男婴开始形成前列腺，而女婴的卵巢从腹部移到骨盆附近
第十五周： 头部到臀部长度达93～102毫米	胎儿皮肤增厚，变得红润有光泽，有了一定的防御能力，有利于保护胎儿的内脏器官，胎儿心脏的搏动更加活跃，外生殖器已经可以分辨男女。骨骼进一步发育，肌肉逐渐结实，胎儿的手脚已经能在羊水中稍微活动了
第十六周： 头到臀部的长度约为115毫米	皮肤上覆盖了一层细细的绒毛，这层绒毛通常出生时就会消失。胎儿的眉毛、头发迅速生长，头发的纹理密度和颜色在出生后都会有所改变。随着胎盘功能的逐步完善，胎儿的发育加速，羊水量从这个时期开始快速增加

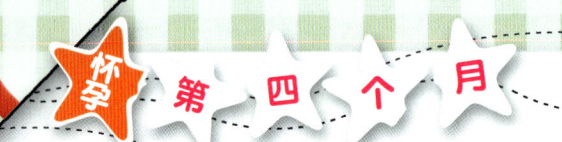

怀孕第四个月

本月大事记

· 充分摄取营养，不偏食。从各种食物中普遍吸收各种营养素，包括对生成胎宝宝的血、肉、骨骼起着重要作用的蛋白质、钙、铁等成分。每天喝500～600毫升牛奶是最好的补钙方法。

· 要增加60%～80%铁的摄取量，在饮食方面应尽量多吃富含铁质的食物。

· 在睡眠时应采取左侧卧位。如果采取仰卧或右侧卧位，增大的子宫会压迫腹部主动脉及扭转子宫韧带和系膜，使子宫血流量明显减少，直接影响胎儿的营养供给和生长发育。

· 这段时间，虽然流产的危险性小了，但习惯性流产的发生率仍然很大，要非常谨慎。

· 这个月是胎宝宝大脑发育的重要时期，与记忆相关的器官开始生成。此期，可以多进行一些语言胎教，比如念一些故事或诗歌。

本月细节备忘

· 孕中期是治疗蛀牙的最佳时期，怀孕后准妈妈经常会出现牙痛、牙龈出血等各种牙病症状。在接受牙科治疗时，一定要告知医生自己已经怀孕。

· 利用按摩预防腰痛和背痛，进入孕中期，准妈妈的腰痛症状会加重。尽量避免长时间保持相同姿势，要经常活动身体，而且入睡前多按摩脚部和背部，可以促进血液循环。

· 开始购买孕妇装，应准备可调节腰围的孕妇用内裤、能保护腹部的宽松衬衣、弹性较好的羊毛衫、A字裙或背心裙。

· 避免食用高脂肪和高热量食物，如果准妈妈怀孕前就肥胖或怀孕后突然体重增加，那么到孕中期就更要注意控制体重。

· 饭量增加后，容易便秘。预防便秘应多吃粗粮及粗纤维果菜，多饮水，多活动。还可以饮些酸牛奶和蜂蜜，起到润肠通便作用。切不可滥用泻药，有可能引起子宫收缩而导致流产、早产。

· 身体易出汗、分泌物增多、易受病菌感染，最好每天洗澡。洗澡不要过冷或过热，以34℃～35℃为宜，要选择淋浴或擦浴，并勤换内衣裤。

· 如果想在孕期做一次旅行的话，这个月就可以去了。

准爸爸必修课

· 早上或晚上准爸爸要和准妈妈一起去散步或进行其他的适当运动，呼吸新鲜空气，督促准妈妈多晒太阳。准爸爸也可以在这过程中与准妈妈交流并保证准妈妈的安全。

· 有计划地给胎宝宝做循序渐进的胎教。让胎儿听柔和的音乐，多跟胎宝宝说话。

· 准爸爸要多多了解孕期的知识，陪准妈妈参加产前学习班，丰富妻子的孕期生活。

· 准爸爸可以购买市售听胎心的仪器为准妈妈进行胎心监护。

· 一定要提醒准妈妈按期进行孕期检查，尽量陪同准妈妈去医院检查。

· 如果准妈妈身体状态良好，在整个妊娠中期都可以进行适度的性生活。

· 如果准妈妈是在35岁以上怀孕，曾经有流产和死产史，应陪她到医院做羊膜穿刺检查。

· 挑选舒适的平跟鞋和漂亮的孕妇装送给准妈妈，孕期的她也需要光彩照人。

本月孕期检查

在妊娠中期，每月进行一次孕期检查。每次的检查除了一些常规的项目外，要根据孕期的不同特点，有一些在检查目的或检查方法上区别于别次检查的项目。

· 超声波检查：妊娠第四个月是能够分辨胎儿头部和身躯的时期，通过测量两耳之间的长度来判断胎儿成长的状态，也可以诊断出大脑和头盖骨没能及时发育的无脑症。也有的医院会把这次检查与孕中期的超声波全面检查合并为一次进行。

· 应去医院做一次微量元素检查，以便补充不足的微量元素。

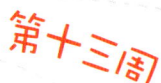

第十三周
感觉舒服多了

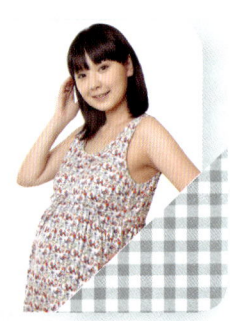

一起来做运动

怀孕中期，也就是怀孕4～7个月，胎盘已经形成，所以不太容易造成流产。这个时期，胎宝宝还不是很大，准妈妈也不是很笨拙，所以在孕中期增加运动量是适合的时期。

孕中期，胎盘在逐渐形成，因此流产的可能性在降低，适当增加一些运动量还是很有必要的。但加大运动量，并非是增加运动强度，而是指提高运动频率、延长运动时间。需要注意的是，准妈妈要根据自己的实际情况来选择运动，如果以前运动很少的话，可适当选择一些轻微的活动，如散散步、坐坐健身球等；如果以前坚持运动的话，可以选择游泳、打打乒乓球等，但最好事先征得医生的同意。切记不要做一些剧烈的运动，避免过高或过低的劳动。

对于不会游泳的准妈妈，也可以选择早晚散散步，既促进肠胃蠕动，还能增加耐力，耐力对分娩是很有帮助的。而在走动的同时，胎宝宝也不闲着，可以刺激他的活动。其实，在阳光下散步是最好的，可以借助紫外线杀菌，还能使皮下脱氢胆固醇转变为维生素D_3，这种维生素能促进肠道对钙、磷的吸收，对胎宝宝的骨骼发育特别有利。

还有一些比如健身球等运动，对孕中期的女性也是很有好处的，准妈妈可根据自身情况自由选择。

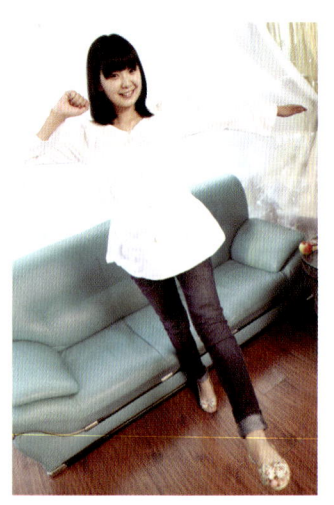

 孕妇要经常散步吗，那在家里来回走动算是散步不？

 当然要经常散步，也可以做做孕妇体操。到人少，环境好的地方去散步，对准妈妈和胎儿都有好处。在家里散步没有办法呼吸新鲜空气，还是多出去走走好。

注意口腔卫生

妊娠期的准妈妈如果有口腔疾病，不仅容易引发并发症，而且还会影响胎儿发育，为了妈妈和胎宝宝的健康，请准妈妈注意口腔护理。

怀孕会引起生理上的一连串的变化，口腔部分也会因为内分泌及生活饮食习惯的改变而使准妈妈容易患许多口腔及牙龈的病变。在怀孕1～3月期因胎儿发育易受药物影响而导致畸形儿，这段时间尽量不要使用药物。一般的口腔手术，手术前后都须服用治疗药剂，长时间并刺激的口腔手术，易致流产。

在怀孕末期，接近临盆前，时间长的手术，也可能会造成早产。虽然目前研究报告指出，手术及麻醉本身对胎儿并无伤害，早产或流产系病人紧张情绪所致，但是，学者还是主张，准妈妈如有无法忍受的、持续的牙痛，还是应该及时拔牙或做手术。但是人们观念保守，在怀孕时，即使痛得几天睡不着觉，还是有所顾忌，不愿接受治疗，像这种病例，医生经常都是爱莫能助，眼看着忍痛到分娩以后。因此，准妈妈在怀孕的4～6个月最适宜做拔牙手术，但经常因为准妈妈本身疏忽的折磨，造成准妈妈的苦不堪言，更可能因而影响胎教。

为了预防这种情况的发生，准妈妈须比平时更加注意口腔的护理与保健，应从以下几点做起：早晚必须各刷一次牙，餐后及时用漱口水漱口。刷牙可根据自己的情况来选择牙膏，如果有龋齿，要选用含氟或含锶的牙膏；齿龈出血、水肿者，宜选用能消炎止血的药物牙膏；若是由于吃酸性零食过多而引起牙齿过敏，可以选用脱敏牙膏。在孕期经常去口腔科进行检查，彻底洗牙。如果牙齿有龋、牙龈炎、牙周炎，应及早进行治疗。

牙周炎

最常发生在20～35岁，因此，准妈妈患有口腔疾病的病例，不胜枚举。牙周炎是指未完全长出的智齿周围的牙根发炎。女性应该在准备怀孕之前，即做口腔检查，及时将有问题的智齿拔除，因为在怀孕初期及末期不适于做口腔手术，就算是在怀孕4～6个月的较安全期，要准妈妈坚持可能费时数十分钟的智齿拔除过程，也是一件大苦差事。

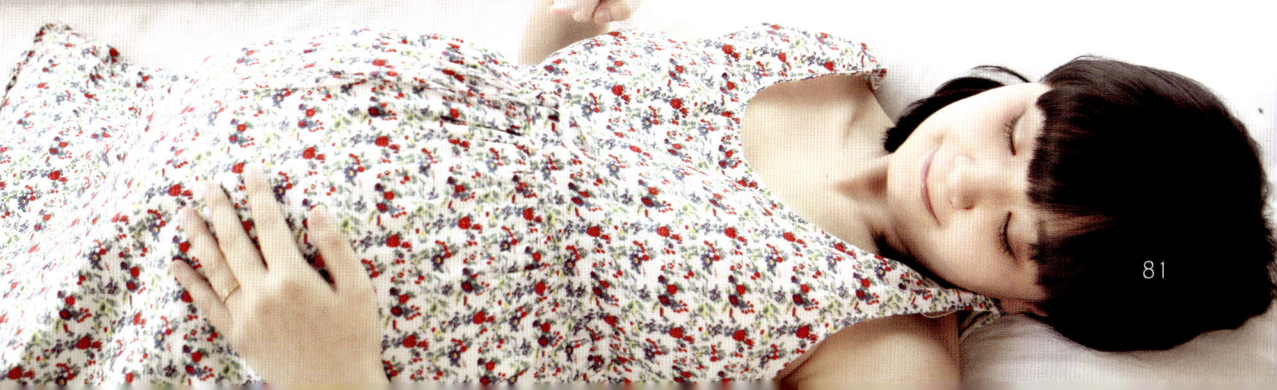

牙龈病

怀孕期间，动情激素及助黄体酮的增加，会促使牙龈中的微小血管丛扩张、扭曲及循环滞留，使牙龈对机械刺激较为敏感，而且这种激素的增加，会破坏牙龈肥大细胞，放出组织胺及溶蛋白酶等，都会使牙龈对外来刺激的反应更激烈。

虽然一些轻微刺激的存在（如只有少数的牙菌斑）在未怀孕前都不会引起不适的症状，但是怀孕后会出现严重牙龈发炎、肿胀现象。通常怀孕末期两三个月时，牙龈炎开始加重，在怀孕第8个月前，变得更加严重。因此，怀孕前，及早将此类牙齿斑、牙结石等局部刺激因素去除是迫切需要的。

蛀牙

一般女性会有"怀孕时一定会坏牙"的错误观念，而任由牙齿蛀虫发展，实在非常不幸。其实，怀孕不一定会坏牙，而是因为怀孕时，准妈妈生理及生活饮食习惯的改变，常会疏忽，全身倦怠，并且常有激烈呕吐的现象，一刷牙就会呕吐，因此很容易停止或荒废刷牙。胃酸滞留口中，或常喜欢吃酸性食物，致使唾液pH值改变，也是造成准妈妈容易蛀牙的原因。

急性牙根炎

有些较厉害的蛀牙，如果牙髓神经已经坏死，反而不会痛，病人一无所知，但漫漫十月怀胎，便可能暴发急性尖牙周炎，根尖牙槽炎、根尖牙槽肿胀等急性症状，也会有无法忍受的肿痛。因此，但凡无髓牙、残根或以前已作根管治疗而明显有根尖病灶的牙齿，都应该及早就诊，及早治疗或拔牙、修补，以避免怀孕期间疼痛。

如果患有口腔炎、口角炎，应充分摄取维生素B_2；牙龈出血，多吃富含维生素C的食物。当需要拔牙时，时间一定选择在怀孕的3～7个月进行。

因为在最初三个月拔牙，容易诱发流产并加重孕吐；而在怀孕7个月后，因身体笨重不便与医生配合，而且有引发早产的可能。

 矫正牙齿会对胎宝宝有不良影响吗？

 矫正牙齿一般不在孕期进行。吃药、打针又是治疗牙疼的最基本手段，有的还需要钻牙、做根管治疗，这些治疗手段会有可能影响胎儿的发育。孕期如果出现牙周和其他牙齿疾病，不管从治疗手段，还是用药方面都会有很多禁忌。

不是治疗上必需,一定不要拍牙齿X射线片。必须拍时,应在腹部围上"铅橡皮围裙",以防放射线危害准妈妈和胎儿。

准妈妈平时可做上下叩齿动作。这样不仅能增强牙齿的坚固性,同时可增加口腔唾液分泌量,其中的溶菌酶具有杀菌、洁齿作用。

因此,呼吁所有的准妈妈,要注意口腔卫生,孕前已患牙龈炎者,牙龈炎症状可加重。有吸烟嗜好的准妈妈,牙龈炎的情况一般较重,甚至可出现牙周袋,导致牙齿松动。

一旦发现有问题要及早治疗处理。更希望准妈妈在准备怀孕之前,即做口腔检查,务必在怀孕前处理好,准备一口好牙,妈妈也会在幸福安详的呵护期待下,迎接可爱的胎宝宝。

科学饮水

喝水本身是一件很简单的事,但对准妈妈来说,喝水却是能够使母体健康和胎儿正常发育的有力保障。

怀有胎宝宝的准妈妈,每天喝水时都应注意,在早饭前喝一大杯水,促进胃肠道的蠕动,方便排便,防止痔疮形成。每天要及时补充水分,平均两个小时喝一大杯水,切忌口渴时才想起喝水。当人感到口渴时,说明体内已经有水分流失,脑细胞脱水达到了一定程度。准妈妈如果感到口渴时才喝水容易造成胎儿的水分供给不足。

另外,长时间煮开的水不应该饮用。水在反复加热过程中,当中的亚硝酸银、亚硝酸根离子等有害物质的浓度会不断提升,如果这些有害物质进入体内,会降低血液中低铁血红蛋白的含量,影响血液输送氧气,从而引起血液中毒,这会对准妈妈和胎宝宝的安全造成致命的威胁。

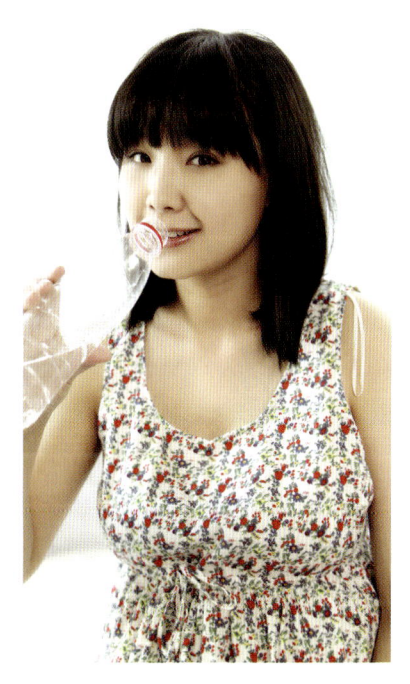

 孕妇因上火引起的燥热、口臭、口苦、便秘应该怎么办?

 还是要注意饮食,多吃清淡的,冰糖梨水是不错的选择,另外要坚持每天晨起一杯温开水,一饮而尽,很奏效的。平时也要多喝水,多吃水果,慢慢调理就好了,同时养成按时排便的习惯。适量运动是必不可少的,一定要常散步。最好不要用药。

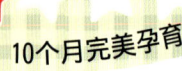

10个月完美孕育

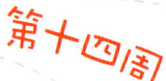

第十四周

更真实地感受到胎宝宝

洗澡时的注意事项

洗澡能够清洁身体，洗去污垢，令人神清气爽，更有利于人体的新陈代谢。而对于处于怀孕期间的准妈妈而言，洗澡却存在着一定的危险因素，因此，在洗澡的时候就需要多加注意，小心谨慎，以免腹中胎儿受到不必要的伤害。

洗澡的时间不应该太长

洗澡的时候，浴室大都通风不良，导致空气浑浊，而水蒸气又使得空气的湿度增加，所以空气中的含氧量会降低。准妈妈在洗澡时，身体受到热水的刺激，体内血管扩张，这样，血液多流入四肢和躯干，而进入大脑和胎盘的血液就相应减少，所运输的氧气自然也少。人的脑细胞本身对缺氧环境的耐力就很低下，再加上准妈妈身体的特殊状况，所以洗澡的时候很容易出现昏厥事故。

若准妈妈在浴室久待，不仅自身可能会出现恶心、头晕等症状，还极有可能造成胎儿缺氧。胎儿大脑在短时间内处于缺氧状态，一般情况下不会出现不良后果，但是一旦时间过长，神经系统的生长发育就极有可能受到影响。为了准妈妈的健康以及胎宝宝出生后能够健康、活泼，准妈妈在洗澡时一定要记得时间不能过长。专家建议以不超过15分钟为宜，或者是时间以准妈妈不会感到胸闷为前提。

 怀孕后，外阴清洗有没有特别需要注意的问题？

 外阴部位一定要每天清洗。此部位最好用清水洗，尽量少用洗剂，避免坐浴，也不要冲洗阴道，否则会影响阴道正常的酸碱环境而引起感染。洗好澡后，别急着穿上内裤，可穿上宽松的长衫或裙子，等阴部风干后再穿上，可以有效地预防阴部瘙痒。

洗澡的水温要注意调节

洗澡的水温不能过高，也不能过低。水温过高，对胎儿的正常发育不利，对大脑的伤害极深。胎儿在母亲体内是完全浸泡在羊水里的，通过脐带与母体进行营养交换。羊水在子宫内具有恒温、恒压的作用，能够保护胎儿的正常发育。所以，准妈妈洗澡时候的水温应该与羊水的温度接近，保持在37℃～42℃最为理想。准妈妈最忌寒凉，所以洗澡水的温度也不能太低。夏天就算再热也不能冲凉，而是应该用温水冲洗身体。

还应该注意的是，洗澡前后的温差变化不可过大，迅速变化的温度会刺激准妈妈子宫收缩，有造成流产或早产的可能。

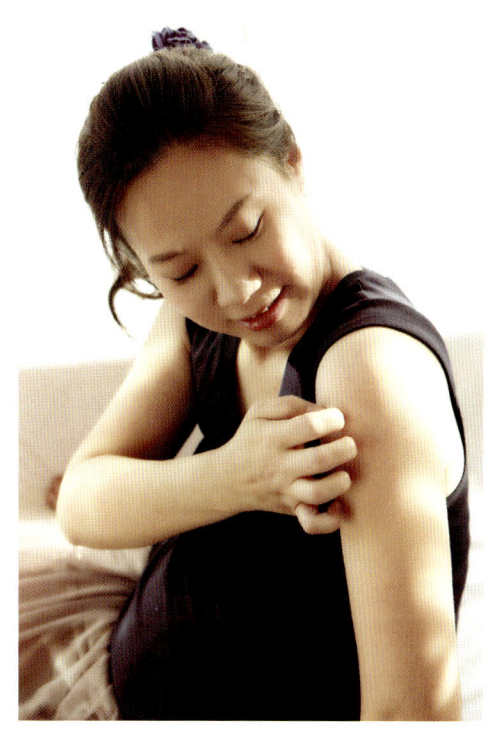

最好采用淋浴

尽量减少坐浴的次数。正常情况下，女性的阴道酸度会保持在一定的范围之内，以防止其中各种病菌的滋生和繁殖。这种现象与女性激素分泌以及卵巢的雌性激素和孕激素分泌有关。而当女性在怀孕时，尤其在后期阶段，在胎盘绒毛的刺激下，孕激素的分泌量会大大增加，造成阴道内的上皮细胞脱落，从而改变了阴道内的酸度。这时候，阴道环境内极容易滋生病菌，而且对外来的污染物杀伤力会大大减弱。如果常进行坐浴，沐浴之后的脏水更容易进入到阴道内，引发宫颈炎、附件炎等妇科炎症，严重时甚至会导致早产。因此，准妈妈还是用淋浴的方式更为安全。如果有其他特殊情况一定要坐浴，就务必要确保洗澡水和浴缸的清洁卫生。另外，准妈妈由于在怀孕期生理构造发生极大变化，身体的平衡性减弱，所以在洗澡时一定要穿上防滑拖鞋，而且要保证浴室内通风条件良好，最好不要锁门，这样出现意外情况时可以得到家人的及时帮助和救护。

 怀孕14周，总是感觉全身无力，还时不时头痛，是怎么回事？

 这是气血不足的表现。由于准妈妈脑部的血液、养分等提供给了胎儿，脑部的血液不足，所以会出现头晕、头疼、全身无力等症状。

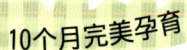

10个月完美孕育

孕中期常见的小症状

头晕

有些女性怀孕后就会感觉头晕目眩，做事总是提不起精神。头晕是准妈妈常见的症状。轻者头重脚轻，走路不稳；重者眼前发黑，突然晕厥。

早孕反应

在停经6周左右出现，伴有嗜酸、食欲缺乏、偏食、恶心、呕吐等，多在妊娠12周左右自行消失。

供血不足

女性怀孕后，子宫比平时需要更多的血液，这样就导致血液滞留在下半身，当突然站立或久站或空腹状态时，脑部的血液供应较少，便容易发生头晕、倦怠，甚至轻度的头痛。这类准妈妈一般在突然站立或乘坐电梯时会晕倒。

妊娠的早中期，由于胎盘形成，血压会有一定程度的下降。本来就患有原发性高血压病的准妈妈，血压下降幅度会更大。血压下降，流至大脑的血流量就会减少，造成脑血供应不足，使脑缺血、缺氧，从而引起头晕。这种脑供血不足，一般到怀孕7个月时即可恢复正常。出现这种情况的准妈妈必须加强自我保护，不骑自行车，以免跌伤；一旦头晕发作，应立即坐下或仰卧，以阻止头晕加剧；避免久站，以预防头晕发作。

进食过少

这类准妈妈有时发作性头晕，伴有心悸、乏力、冷汗，一般多在进食少的情况下发生。进食少，使血糖偏低，从而导致身体不适。这类准妈妈早餐要吃得多些，早餐的质量也要好些，保证有牛奶、鸡蛋等，还要随身携带奶糖，一旦出现头晕，马上吃糖可使头晕症状得到缓解。

 怀孕14周，反胃呕吐、头晕、四肢无力、腹部右边疼，最近胃口不好，吃得不多，请问是正常的吗？

 一般孕期反应都出现在12周以前，也有的出现在中晚期，可能跟孕妇体质有关系，再加上缺乏运动，过于担心，心情不好会影响食欲。准妈妈不用太担心，尽量放松心情，多吃水果蔬菜刺激食欲。

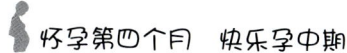

妊娠高血压综合征

由于该病易出现脑血管痉挛，影响局部血氧供应而发生头晕眼花，伴有头痛、水肿、蛋白尿等，多出现于妊娠中晚期。应立即到医院就诊。

体位不妥

这类准妈妈一般在仰卧或躺坐于沙发中看电视时头晕发作。该类准妈妈的头晕属于仰卧综合征，是妊娠晚期由于子宫增大压迫下腔静脉导致心脑供血减少引起的。只要避免仰卧或半躺坐体位，即可防止头晕发生。如发生头晕，应马上侧卧。

贫血

贫血也是引起准妈妈头晕的常见原因。准妈妈平时应摄入富含铁元素的食物，如动物血、猪肝、瘦肉等。一旦发生贫血，应紧急补铁，纠正贫血。特别要指出的是，孕期发生妊娠高血压，也会出现头晕、头痛症状。若病情进一步发展为先兆子痫时，则可引起抽搐、昏迷，危及准妈妈和胎儿生命。这是孕期最严重的并发症之一，应及早诊治。

小腿抽搐

作为准妈妈为满足胎儿或乳儿发育，需要较常人更多的钙。如果饮食中摄取钙不足，血钙浓度低，就容易发生小腿抽筋。多发生于怀孕七个多月后，或是在熟睡醒来后，或是在长时间坐着，伸懒腰伸直双腿时。

腿部抽筋的原因

很多准妈妈，在孕期尤其在晚上睡觉时会发生腿部抽筋。这是因为在孕期中体重逐渐增加，双腿负担加重，腿部的肌肉常处于疲劳状态；另外，准妈妈对钙的需要量明显增加。在孕中、晚期，每天钙的需要量增为1200毫克。当体内缺钙时，肌肉的兴奋性增强，容易发生肌肉痉挛。如果膳食中钙及维生素D含量不足或缺乏日照，会加重钙的缺乏，从而增加了肌肉及神经的兴奋性。夜间血钙水平比日间要低，夜间是小腿抽筋发作的高峰期。

Q 孕妇小腿抽筋，有什么办法可以避免？

 小腿抽筋要注意祛寒保暖；注意睡眠姿势；走路或运动时间不可过长；适当参加体育锻炼；必要时补充一些维生素E；适当补钙，含乳酸和氨基酸的奶制品、瘦肉等食品，能促进钙盐溶解，帮助吸收。

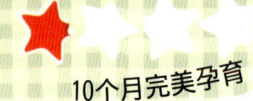

腿部抽筋的治疗

一旦抽筋发生，立即站在地面上蹬直患肢；或是坐着，将患肢蹬在墙上，蹬直；或请身边亲友将患肢伸直。总之，使小腿蹬直、肌肉绷紧，再加上局部按摩小腿肌肉，即可以缓解疼痛甚至使疼痛立即消失。

腿部抽筋的预防

为了避免腿部抽筋，应多吃含钙食物如牛奶、准妈妈奶粉、鱼骨。五谷、果蔬、奶类、肉类食物都要吃，并合理搭配。某些食物包含的维生素种类特别多，比如动物肝脏脂肪不多，除不含维生素C和维生素E外，几乎包含了所有的维生素，而且含铁丰富，搭配富含维生素C和维生素E的黄绿蔬菜一起食用，极为理想；维生素A含量高的食物如胡萝卜，与含动物油脂的荤食一起煮熟后吸收更好。

腿部抽筋的注意事项

需注意不要使腿部的肌肉过度疲劳；不要穿高跟鞋；睡前可对腿和脚进行按摩；平时要多摄入一些含钙及维生素D丰富的食品；适当进行户外活动，接受日光照射；必要时可加服钙剂和维生素D。但需要指出的是，决不能以小腿是否抽筋作为需要补钙的指标，因为个体对缺钙的耐受值有所差异，所以有些人在钙缺乏时，并没有小腿抽筋的症状。

皮肤瘙痒

孕期瘙痒症其发生原因很多，除了内脏所引发的疾病，例如肝脏病、血液疾病、尿毒症之外，也可因怀孕时血液中的雌性激素增加，导致肝脏中胆汁淤塞在胆管内，发生胆汁排泄障碍，胆汁只好被迫流向血液中，血液中胆汁含量过高会刺激皮肤而引起皮痒。另外，从生活上着手，避免在运动后吃辛辣食物，以免受刺激而发汗，否则，由于水分蒸发带动皮肤干燥，只会使症状更为强烈。不要用各种消毒水、药皂或热水处理瘙痒部位，否则将更刺激皮肤。衣服的质料以棉质柔软为佳。不可泡温泉。

 最近几天我开始长妊娠纹，而且长妊娠纹的地方特别痒，请问碍事吗？是妊娠瘙痒症吗？

 妊娠瘙痒是怀孕时的正常现象，注意体重不要增长过快。

怀孕第四个月 快乐孕中期

第十五周
享受孕妇的特殊待遇

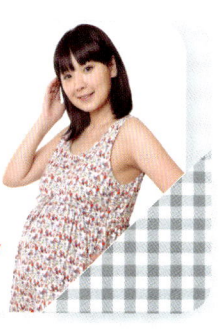

预防妊娠纹产生的诀窍

人的一生会经历许多惊喜，也会经历许多无奈。大约有70%的准妈妈在怀孕6个月左右的时候，日渐隆起的腹部会出现一条条弯弯曲曲的带状花纹，开始呈粉红色或紫红色，产后变成银白色。这就是妊娠纹，除腹部外，它会出现在乳房四周、大腿内侧及臀部。妊娠纹一旦形成，一生都不会完全消失，给年轻爱美的女性带来了极大的烦恼。因此我们要充分了解妊娠纹成因，采取强有力的措施，减轻和避免妊娠纹。

准妈妈皮肤内的胶原纤维因激素紊乱而变得很脆弱，当女性怀孕超过三个月时，增大的子宫突出于盆腔，向腹部发展，腹部开始膨隆，皮肤组织过度牵拉，胶原纤维逐渐断裂，在腹部的皮肤上出现了粉红色或紫红色的不规则纵行裂纹。产后，断裂的胶原纤维逐渐得以修复，但难以恢复到怀孕前的状态，皮肤上的裂纹逐渐退色，最后变成银白色，即妊娠纹。妊娠纹与遗传因素有关，如果母亲留下了很深的妊娠纹，自己一定要注意预防。

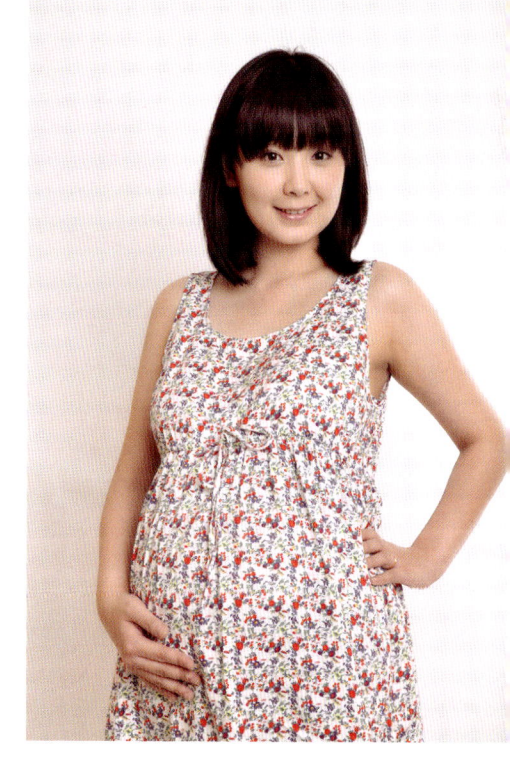

Q 我怀孕期间就有妊娠纹出现了，请问吃什么食物可以缓解吗？

A 均衡饮食。怀孕期间应补充丰富的维生素及矿物质。而由于胶原纤维本身是蛋白质所构成，所以可以多摄取含丰富蛋白质的食物。避免摄取太油、甜食（容易肥胖）、太咸（容易水肿）的食物。

做一些轻便的家务

轻便的家务活有助于产后身体康复，在床上做仰卧位的腹肌运动和俯卧位的腰肌运动，对减少腹部、腰部、臀部脂肪有明显效果。

注意控制糖分摄入

饮用脱脂奶，常吃富含纤维和维生素C的食物，以增加细胞膜的通透性和皮肤的新陈代谢功能，从而促进皮肤的修复，减少妊娠纹的发生。

亲自哺乳

蓄积在臀部的脂肪几乎是专为哺乳准备的，产后哺乳能促进子宫的复原，消耗臀部多余的脂肪，有助于恢复体形，且母乳喂养对胎宝宝的发育大有益处，真乃"一举三得"。

使用专业抗妊娠纹乳液

从怀孕初期到产后一个月，每天早晚取适量抗妊娠纹乳液涂于腹部、髋部、大腿根部和乳房部位，并用于做圆形按摩，使乳液完全被皮肤吸收，可减少皮肤的张力，增加皮肤表层和真皮层的弹性，让皮肤较为舒展，可减少妊娠纹的出现。

现在补钙很重要

钙对人体来说非常重要，它是骨骼的主要组成部分。妊娠期胎儿骨骼的生长发育需要大量的钙。妊娠末期，胎儿体内约含钙25克，因而准妈妈需补充足够的钙，才能保证母体本身代谢及胎儿骨骼的正常发育。妊娠中期每天需要补充1000毫克钙，妊娠晚期要供给1500毫克钙。缺钙对胎儿的生长发育，尤其是骨骼的发育也会产生障碍，使出生后的幼儿患有先天性佝偻病。

 孕妇缺钙有什么症状？

 缺钙的症状有：小腿抽筋、牙齿松动、妊娠高血压综合征、关节疼痛、骨盆疼痛。小腿抽筋主要表现为孕妇夜间熟睡时出现小腿抽筋的现象。如果孕妇出现了这种情况，说明孕妇体内的钙质已经不够自身和胎宝宝的生长需求了。

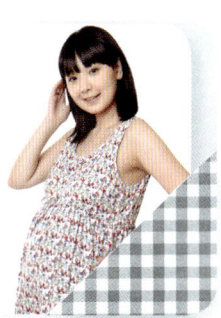

第十六周
胎宝宝开始打嗝

有必要做唐氏筛查

在怀孕第十六周,准妈妈十分有必要做唐氏筛查,以确定胎儿是否患有唐氏综合征。临床上把唐氏综合征又称为先天性痴呆症,是新生儿十分常见的一种染色体疾病。据统计,每750个新生儿中就有一个患有这种病症。

患有唐氏综合征的患儿不仅有严重的智力障碍,而且生活不能自理,还会伴有复杂的心血管疾病,给家庭带来巨大的经济负担与精神压力。从目前医疗发展水平来看,还没有有效的治疗方法。即便如此,准妈妈也不用过度担心,因为唐氏综合征可以通过产前筛查、诊断等方式防止患儿出生。为此,建议每位怀孕第十六周的准妈妈在孕期都要做唐氏筛查,从根本上防止唐氏综合征的患儿出生。

补充营养要因人而异

如果准妈妈孕前的营养状态很好,孕早期不需特意加强营养。如果准妈妈孕前营养状况欠佳,体质较弱,应该从受孕前几个月开始增加营养,怀孕后也要及早改善营养状况。进入孕中期也要因人而异,对于营养状况好、体质佳的准妈妈,适当地加强营养即可;对于营养过剩、明显肥胖的准妈妈,要定期检查胎儿发育状况,若发现胎儿偏大,减少高热量食品的摄入。

 我做了唐氏筛查后结果显示为高危,这是怎么回事呢?能说明孩子有问题吗?

 即使结果为高危也不必惊慌,因为还要进一步做羊膜穿刺和胎儿染色体检查才能明确诊断。

腹痛的治疗

异常妊娠所致的腹痛

在妊娠12周以前（妊娠早期），只要准妈妈有腹痛出现，就应该想到流产和异位妊娠。在妊娠中期以后出现腹痛，要考虑到早产及正常位的胎盘早期剥离。流产时的下腹痛，在先兆流产、完全流产、过期流产发生感染时，表现不尽相同。主要有少量的阴道出血，有时伴有轻微的下腹痛、腰痛及下坠感。进一步发展，阴道出血量增加或因宫腔内存在血液或血块，可刺激子宫收缩，导致下腹部阵发性剧痛，或痉挛痛，并有坠胀感。随着子宫体部的强烈收缩，子宫颈口逐渐开大，出现交替的反复性腹痛。

输卵管妊娠

输卵管流产、破裂，首先感觉是患侧下腹部剧烈刺痛，在反复发生刺痛的同时或在其前后出现阴道出血。由于妊娠处破裂或输卵管流产可迅速发生腹腔内大量出血，因而引起全腹持续性疼痛、腹壁紧张，明显的腹膜刺激征和放射到会阴部、阴部及肩胛部的疼痛。

卵巢妊娠

其症状与输卵管妊娠相似，有轻微的下腹痛及阴道出血。

子宫颈妊娠

本病症状有下腹痛、腰背痛及阴道出血。一旦发生流产或破裂，出血很多。

腹腔妊娠

妊娠中期以后因胎盘早期剥离（早产）所致的腹痛，其疼痛程度取决于胎盘剥离面积。轻度胎盘早期剥离，外出血量少，腹痛是由血液对子宫的刺激产生宫缩所致；中度胎盘早期剥离，外出血量超过400毫升，此时疼痛也不十分剧烈；严重胎盘早期剥离时，胎盘后有大量出血，若血液渗入子宫壁肌层，腹痛呈刀割样剧痛。

怀孕第四个月 快乐孕中期

准妈妈寄语

准妈妈妊娠记录

宝贝儿，
妈妈希望你能像新年第一天的太阳那样散发出耀眼的光芒。
这个约定……你能答应吧？

我生理上的感觉：

我喜欢的运动：

我现在的工作：

我最想做的事：

第一次感受到胎动：

我的作息时间：

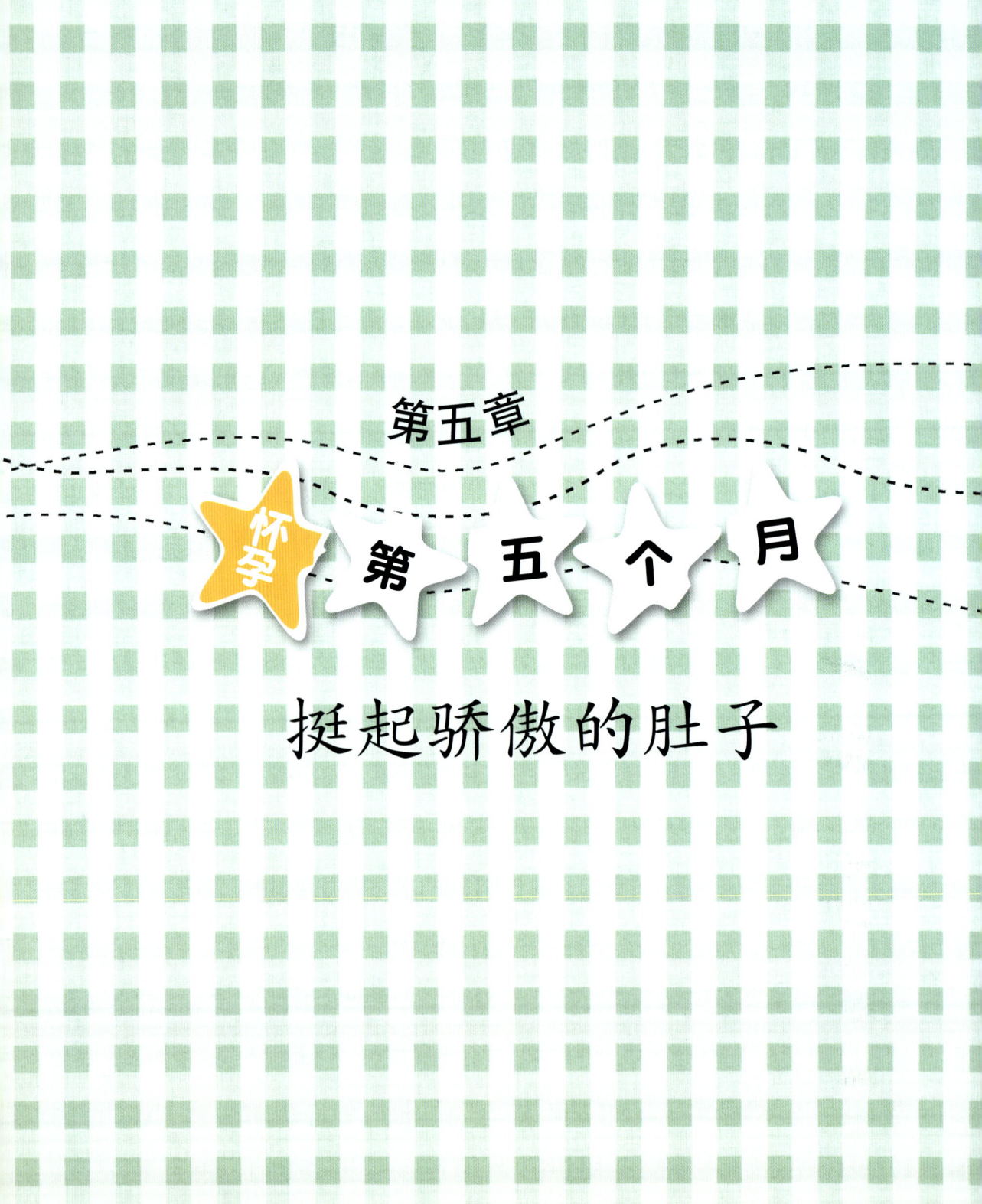

第五章

怀孕 第 五 个 月

挺起骄傲的肚子

胎宝宝的成长发育 准妈妈的身体变化

准妈妈的变化

周数	变化
第十七周：大部分准妈妈会感觉到胎动	初次感觉胎动的时间往往因人而异，早的人可从怀孕16周就可感到，晚的要到20周才能觉察。准妈妈自己可以感觉到胎动活跃，这是胎儿情况良好的表现
第十八周：体重会增加3~4千克	由于准妈妈的腹部在不断地长大，其他脏器也随着子宫的增大和胎儿的发育发生一定的位移。子宫的位置在肠道的上前方，一些孕妇会在站立时轻易地触摸到膨胀起来的腹部
第十九周：在肚脐下方感觉到子宫	由于这一时期准妈妈的心脏和血管正在适应这一阶段的孕期变化，你会有点低血压的感觉，注意站起或躺下时动作要慢，尽量减少不必要的晕眩。准妈妈白带会增多，并且有些黏稠，要注意清洁，防止感染
第二十周：子宫上移到肚脐部位	准妈妈通常会感到腹部、臀部两侧或一侧有比较明显的疼痛感，有些疼痛会延伸到腹部股沟区，这种疼痛现象属正常情况。准妈妈要注意从饮食中补充各种营养，否则影响胎儿的智力发育及身体生长

胎宝宝的变化

周数	变化
第十七周：胎儿的身长有12厘米	胎儿已经开始打嗝了，这是胎儿呼吸的先兆。胎儿腿的长度超过了胳膊，手指甲完整地形成了，指关节也开始运动。母体接收到的刺激直接反映至胎儿的动作上，胎儿能够敏锐地感应到母体环境和心态的变化
第十八周：心跳更加活跃	胎儿开始有听觉了，也开始长脂肪了。这个时期，胎儿的骨骼大部分由软骨逐渐变硬。胎儿在子宫内做出各种动作，对外界刺激变得敏感
第十九周：大脑持续发育	胎头约占身长的1/3，脑袋的大小像个鸡蛋，皮肤变得不透明了。用听诊器透过腹壁可以听到胎儿心脏的跳动。神经组织已经比较发达，并且开始有了一些感觉。这时胎儿已经具有了吞咽及排尿功能。羊水达400毫升左右
第二十周：身长为14~16.2厘米	胎儿的肾脏可以产生尿液了，脑部的指示已经可以传达到某些感觉神经。皮肤渐渐呈现出美丽的红色，可以见到皮下血管；呼吸肌开始运动，并有分泌现象

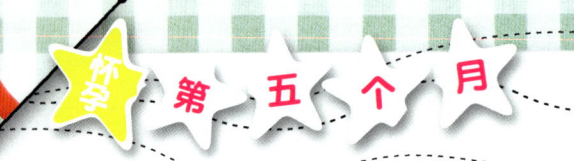

本月大事记

·注意体重的增长。准妈妈的体重平均要增加10~12.5千克，期间准妈妈因为肥胖容易诱发糖尿病、妊娠高血压综合征等，引起胎儿发育不正常。

·由于怀孕后体内激素的变化，可能会发生皮肤瘙痒。这种症状在妊娠期是较常见的生理现象，不需要特殊治疗，胎宝宝出生后就会自行消失。

·本月需要继续补铁。

·这个月，有的准妈妈会出现腿抽筋的现象，这主要是因准妈妈的血液中缺钙造成的。

·胎动不是任何时间都能测到的。建议计算胎动须在每天固定时段测量，最佳时机为饭后30分钟内，这时因为血糖高、胎儿活动力佳，加上妈妈肠胃蠕动的声音会吵得他不能睡觉，当然就是计算胎动的好时机！

·如果牙齿需要治疗，那就选择在这个时期吧，会比较安全。

·从本月开始，睡眠时间可以比平时增加一个小时。

·有流产、早产迹象的准妈妈，不宜进行抚摸胎教。

本月细节备忘

·在此阶段，妊娠对准妈妈身体的改变已经很明显了：腹部增大，行动不便；妊娠纹出现；可能会有水肿和下肢静脉曲张等。准妈妈千万不能因此而产生太大的心理压力，因为严重的心理压力会对准妈妈和胎宝宝造成很大影响，一定要以积极的心态来面对这种压力。

·这个月准妈妈不能因为身体的变化而不去活动，适度的运动能够让准妈妈和胎宝宝更加健康。

·行动不便，易感疲劳，要多休息并注意安全。

·多散步，保持身心愉悦，保证充足睡眠。

·需要节制盐分的摄取量。

·常吃富含纤维素的蔬菜和水果，多喝牛奶，防止便秘。

·怀孕中期，每周体重增加不超过500克。为了翻身方便，不宜睡软床。

·由于腹部的迅速增大，不能再穿紧身的衣服了。

准爸爸必修课

· 从这个月开始，准爸爸多了一项工作，为准妈妈听胎心应成为今后的必修课。

· 每次听胎心至少1分钟，正常的胎心率为120～160次/分钟，在某些情况下，比如准妈妈情绪激动或运动过后，胎动过后，胎心率可能大于160次/分钟。如果在安静状态下，10分钟之内，发现胎心率总是不在正常范围之内，应及时去医院就诊。

· 和准妈妈一起做胎教，每天跟胎宝宝说话，抚摩准妈妈的大肚子。给胎宝宝听胎教音乐。

· 保持安静的居家环境，让准妈妈远离强烈的噪声，以免造成胎宝宝的不安。

· 如果准妈妈身体情况允许，准爸爸可以安排一次短期的旅行，减缓妻子的忧虑和不适。

本月孕期检查

本月要进行一次孕期检查，本次检查有下面的特别项目：

· 畸形儿检查：能够了解胎儿的脊椎畸形和其他几种先天性畸形，还能识别染色体异常发生率较高的孕妇，以便接受羊水检查。

· 羊膜穿刺：原则上是从孕16～22周开始进行，主要看胎儿的染色体异常与否。

· 唐氏筛查：本月开始进行第二次产检，并查看第一次产检的抽血报告，准妈妈怀孕16周以上就可以抽血做唐氏筛查，孕14～20周是进行唐氏筛查的最佳时间。

第十七周

肚子越来越大

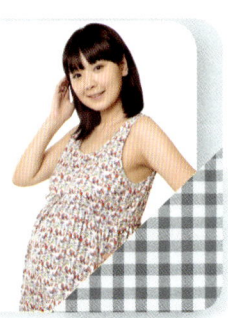

失眠了怎么办

人的睡眠是有一定规律可循的，根据不同时段，脑电波的状态可以分为慢波睡眠和快波睡眠，整个睡眠过程中人首先会从慢波睡眠进入快波睡眠，然后再次重复，整晚重复4～6次。而准妈妈失眠则主要是因为难以从慢波睡眠状态正常进入到快波睡眠状态，进而导致入睡时间长，夜里多梦，凌晨早醒，总睡眠时间少于6个小时，甚至彻夜难眠。究其原因主要包括三点：

生理原因

主要是指孕妇妊娠期间由于子宫压迫膀胱导致尿频等症状，致使孕妇频繁起夜；同时由于身体负担加重，心跳加快，血压升高，又易致使呼吸不顺畅，心慌、气短等不适也会导致失眠。

心理原因

女性怀孕期间对身体变化的恐慌，对周围环境的敏感以及对分娩的恐惧和焦虑，容易使情绪过于兴奋或者过于沮丧，如果不及时疏导就会造成失眠。

现实原因

早上有赖床的习惯，白天运动较少，只是待在家里不外出走动，平时接触的人较少，生活空虚无聊，对周围的一切都感觉乏味，打不起精神，往往容易导致失眠。

Q 怀孕总是失眠，而且还便秘，这是怎么回事啊？

A 怀孕的女性在精神和心理上都比较敏感，对压力的耐受力也会降低，常会忧郁和失眠。这是由体内激素水平的改变引起的。因此，适度的压力调适以及家人的体贴与关怀，对于稳定孕妇的心情十分重要。

怀孕第五个月 挺起骄傲的肚子

巧吃职场工作餐

准妈妈吃工作餐时要精挑细选，降低对口味的要求，注重营养平衡。

1. 工作餐里的菜往往不是咸了就是淡了，准妈妈应少吃太咸的食物，以防止体内水钠潴留，引起血压上升或双足水肿。其他辛辣、调味重的食物也应该明智地拒绝。

2. 工作餐中的油炸食物，在制作过程中使用的食用油可能是反复使用的回锅油。这种反复沸腾过的油中有很多有害物质，准妈妈最好不要食用工作餐里的油炸食物。

3. 为了弥补吃新鲜蔬菜的不足，准妈妈在午饭前30分钟吃个水果，补充身体需要的维生素。

4. 准妈妈要慎重选择饮料。健康饮料包括矿泉水和纯果汁，而含咖啡因或酒精的饮料应避免饮用。

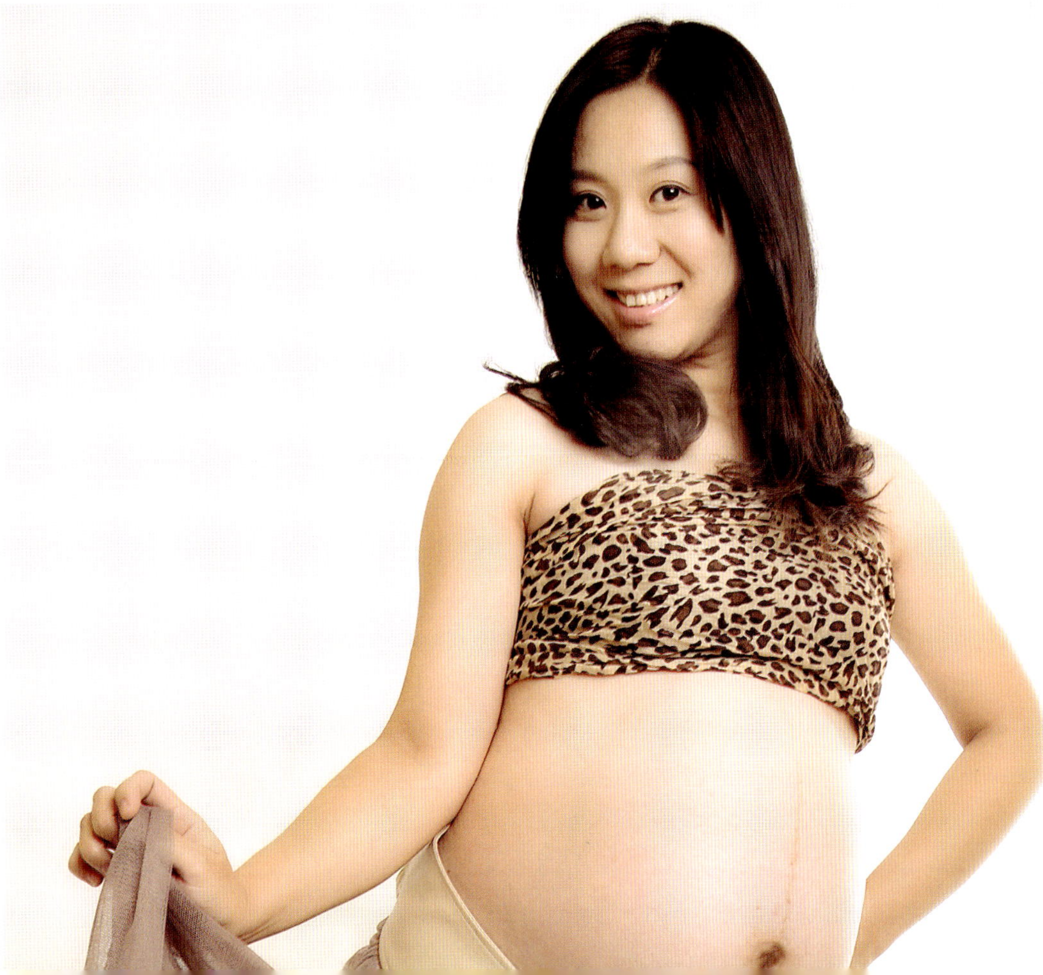

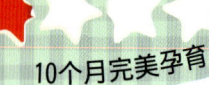

第十八周

开始自我监测胎动

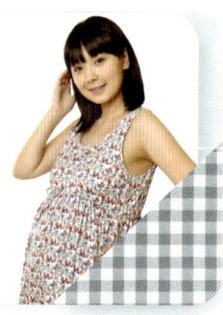

工作中怎样更舒服

在工作时，会遇到这样那样的问题，可能会让准妈妈不稳定的烦躁情绪暴发出来，这样非常影响工作和健康。即便这样，准妈妈可能还会感觉到自己更加疲劳，这是正常的。专家建议，工作时，如果有任何事情让你不能忍受，就停下来休息。

1 多喝水。在工作的地方准备一个装满水的大杯。

2 除正常三餐外，还要吃些有营养的点心，选择营养均衡的工作餐。

3 避免加班，特别是工作中需要体力活动的。

4 穿舒适的鞋和宽松的衣服，有利于减轻下肢静脉曲张和肿胀感。

5 减少压力。如果无法在工作场合消除压力，试着找些方法，如深呼吸、做伸展运动，或是去散散步。

6 有空就休息。从事的劳动强度越大，越需要在工作之余减少体力活动。

7 接受帮助。如果同事愿意帮你，请接受他们的帮助。

8 别忘了小憩。站久之后抬抬腿，坐久之后走动一下，可以减轻腿和脚踝部的肿胀感。

Q 孕妇在B超室工作，请问对胎儿有影响吗？

A 会有辐射，最好回家静养，以免影响胎儿发育，要注意休息。

第一次胎动

胎动的强弱也各不相同。最初准妈妈感到在肚脐下边一带肠子转动，好像腹泻的感觉，可能就是胎动的前兆。初次怀孕的人往往不知道这就是胎动。最初的胎动不很活跃，不是每天都能感觉到。但是，随着怀孕周数的增加，在一天里能感觉到数次，觉得好像是胎儿在肚子里伸胳膊、伸腿。

胎动也是了解胎儿发育状况的一个标准，因此要记录首次胎动的日期，在做产前检查时，应告诉医生。

母子一体化胎教

母亲与胎儿不仅肉体连成一体，而且思维也是一体的。正因为母子的思维也是一体的，为胎教的进行提供了可能。鉴于母子思维一体的原理，无数例证证实了母亲应该调整自己的情绪、思维，因为这些对胎教都是必要的。有人认为，胎儿既然孕育于母腹中，母子肉体连成一体是理所当然的，可是，应该还不用考虑到心灵联系那个阶段吧？其实不然。

如果母亲的想法和胎儿的想生长的想法完全相反的话，在这种状态下出生的婴儿，未来必然无法心存丰富的感情。有时候，因为婴儿洞悉母亲心里的这种想法，就会变得不想吸食母亲的奶水。因为，既然妈妈不希望我的到来，我也不要吸奶了。母奶是婴儿的命脉，这实在是相当严重的抗议。

以前的母亲虽然不知道胎儿脑部的发育与构造，也不知道所谓压力的影响，但是胎儿在树叶的摇曳声与鸟儿的呢喃声中成长，也没有化学肥料的污染，却在无形中自然地对胎儿进行了胎教。在现代社会这种大环境里生活，人际关系复杂，在都市中从早到晚与人、噪声、污染相处，导致母亲与胎儿独处的机会变得极少，所以只好人为地、有意识地给孩子创造最好的环境。良好的胎教是极其必要的。

Q 请问初孕16周就感觉到胎动，这样胎宝宝正常吗？

A 很正常，通常情况下初产妇16周左右可以感到胎动，经产妇14周左右可以感受到胎动，基本上20周以内都应该能感受到了。

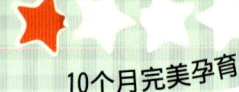

第十九周
胃口大好

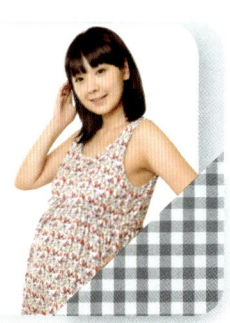

准妈妈的靓丽肌肤

准妈妈们在怀孕期间，由于体内激素分泌不同于平常，所以皮肤会失去光泽，稍加不注意还可能会变得越来越粗糙。这虽然算不上是病症，但对于现代女性来说，光洁靓丽的肌肤是令人骄傲的资本。所以准妈妈千万不能忽视对皮肤的保养。那么怀孕期间应该怎样保养皮肤，使自己光鲜靓丽呢？

洗脸

这是怀孕女性美丽养肤的重中之重。早晚各洗一次脸，使用温和的洗面奶，尤其是T字形容易出油的区域更要仔细清洗，洗干净后均匀涂抹上必要的护肤品。在夏天时候容易出汗，洗脸的次数也应该相应增加。勤洗脸不仅能够去掉皮肤上的油垢，使皮肤干净清爽，还可以增加水分，使皮肤不至于紧绷干燥，更能保持较好的弹性和润泽度。

防晒

由于激素分泌的作用，准妈妈的皮肤上极容易生长雀斑，不过一般在分娩之后就会恢复，不必特别在意。但是，还是应该注意避免不要让阳光直射，因为紫外线能使雀斑加速滋长，不利于面部的美观。所以，准妈妈在阳光灿烂的日子里外出工作或游玩，最好穿上长袖上衣，带上遮阳帽，裸露在外的皮肤要涂抹防晒霜，防止紫外线对皮肤的伤害。

 怀孕了可以涂防晒乳液吗？

 孕早期，皮肤也发生了微妙的变化，大多数孕妇的皮肤会变得红润、光泽、油腻、多汗。可选涂一些防晒值（SPF）不超过15的防晒保湿乳液，SPF值越高，刺激性也越强，容易导致孕妇肌肤干燥。所以建议孕妇选择SPF值低一点、刺激性小一些的防晒产品。

按摩

准妈妈们每天对脸部进行一定时间的按摩，也是保养皮肤非常有效的方法。按摩既可以促进面部皮肤的血液循环，加快新陈代谢，使皮肤细嫩光滑，还可以保持皮肤的紧绷细致，有利于分娩后尽早恢复年轻容颜。

按摩的时候要注意一些要领，按照步骤仔细进行，这样才会有事半功倍的效果：先使用洁面膏或洗面奶在脸上打圈清洗，用清水冲掉泡沫和污垢，擦干脸上皮肤；然后在脸上均匀地涂抹按摩膏，用双手的中指和无名指从脸的中部向外侧呈螺旋状按摩约50次；按摩完毕之后，清洗掉残留在脸上的按摩膏，再用干净的毛巾将脸擦干。在怀孕期间，如果能够坚持每天都按摩一次，对皮肤是十分有益的。在顺利生下胎宝宝之后，脸上会容光焕发，白皙细致，又恢复成之前的健康肌肤。

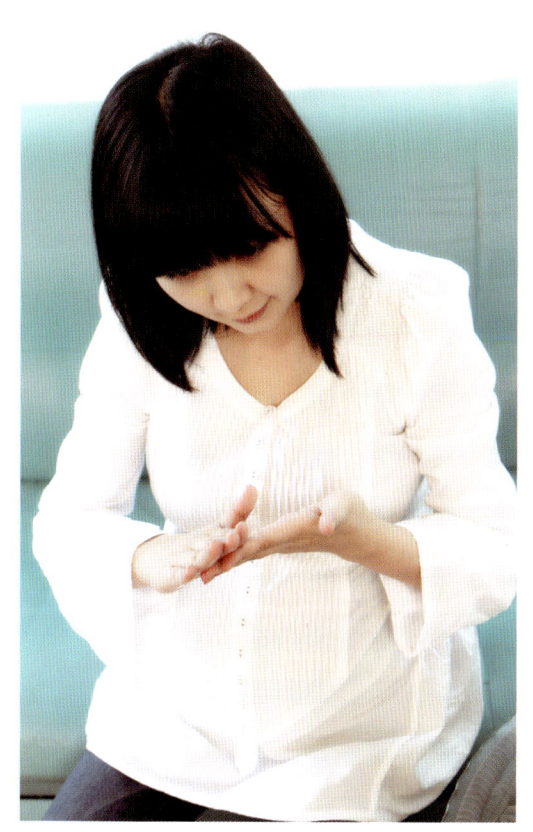

擦搓脸和手

这也是一种极为有效的护肤方法。闲暇时，可以将两只手互相擦搓，主要是双手的手心，摩擦20～30次，以手心发热为标准，然后再用双手的手心放在脸颊两侧，上下摩擦，使用的力量不要太大，否则容易挫伤面部皮肤，力度以脸颊不会感到疼痛为准，上下搓擦大约50次。擦搓时，手指的功能也要充分调动起来，手心摩擦脸颊的同时，手指带过眼窝、鼻翼、耳朵根部等，使整个面部都被擦过。这种方法可以促进双手和面部的血液循环，降低皮肤敏感性，增强皮肤的抵抗能力。

 孕妇怎样保养皮肤，怎样按摩好？

 可以使用孕妇专用的护肤品。按摩的话，可以用手由内向外将脸颊顶向外侧，上下左右来转一圈。再用双手拎住双耳并向面孔两侧上方提拉。

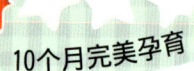

10个月完美孕育

平衡膳食要适当增加营养

处于这一时期的准妈妈，腹中胎儿需要的脂质占母体总质量的0.5%，而等到足月时候，这一数值可达到9%，可见胎儿发育速度会明显加快。正因如此，对各种营养物质的需求量也大增，所以要求准妈妈不能挑食，要平衡膳食，适当地增加营养以保证有充足的物质供给胎儿的营养发育。

总的膳食原则有：能够保证每日的营养供给量，做到食物多样化，不偏吃一种食物，不挑食。

牛奶是必不可少的营养补充剂

牛奶不但含有蛋白质，还能为身体提供钙。喝牛奶应该在进食了一定量的谷制食物之后，比如在早晚吃过饭之后，可以各喝一杯牛奶。谷类食物含有丰富的碳水化合物，可以为准妈妈的身体提供活动、工作等所必需的能量，在保证身体能量充足的情况下，蛋白质对胎儿的重要功效才能够充分发挥出来，保证其顺利发育、成长。如果准妈妈不喜欢吃主食，仅仅喝牛奶或者是吃其他高蛋白的食物，蛋白质不能够很好地被吸收利用，而是被新陈代谢掉，而且这一过程中产生的废物加重了准妈妈身体里肾脏的负担，反而对胎儿有害。

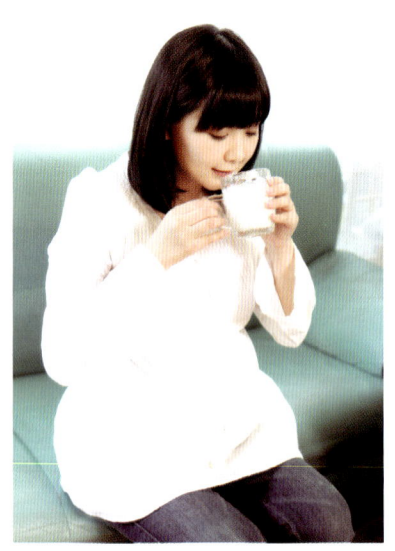

尽量多吃鱼肉和鸡肉

肉类食物当中，准妈妈应该尽量选择鱼肉和鸡肉，保证每周能够吃2～3次鱼或者鸡。因为鱼肉和鸡肉所富含的动物蛋白质不仅容易被身体吸收，而且能够产生不饱和脂肪酸，为胎儿大脑的发育提供充足的养料，所以鱼肉和鸡肉都是能够益智健脑的营养食物。

 怀孕后，对鲜牛奶一直都没有胃口，喝了就反胃，可以改喝酸奶吗？

 适量喝是可以的。但注意不要太冰，以免刺激引起宫缩。

怀孕第五个月 挺起骄傲的肚子

豆类制品要多吃

各种豆类以及豆制品不但价格便宜，而且制作方式多样，味道鲜美又有营养，是准妈妈的餐桌上每天必备的食物。豆类当中含有丰富的优质蛋白，被人们称为天然的"脑黄金"，经常吃豆制品有益于胎儿血管、神经的完全发育。

水果和蔬菜都是常备食品

蔬菜和水果都能为准妈妈的身体和胎儿发育提供所需要的各种维生素和矿物质。准妈妈怀孕期内身体对维生素的需求量大增，所以每天应该进食大量的蔬菜和水果，其中的1/2～2/3应该为黄绿色大叶蔬菜，尤其要注意的是，水果并不能代替蔬菜，蔬菜当中所含的纤维能够帮助胃肠蠕动，缓解准妈妈便秘的状况。

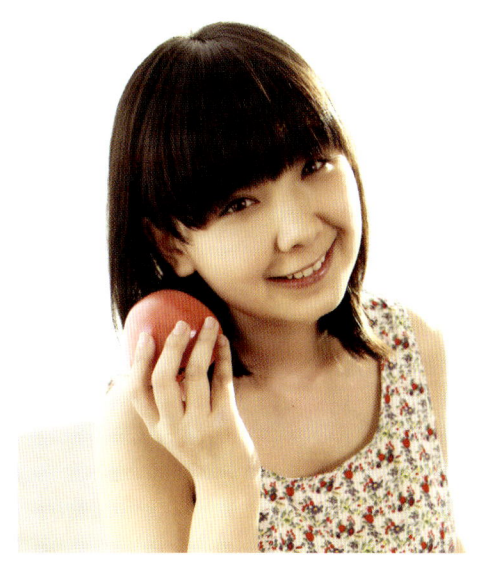

可以适当吃些小零食

如瓜子仁、花生、栗子、核桃、杏仁之类的干果。这些干果的脂肪和蛋白质的含量较高，可以为人体提供必需的脂肪酸和脂溶性维生素，是孕期必不可少的食物。

不要总是吃精米精面

许多的准妈妈都认为精米精面精致细密，做出来的食物口感好，香甜可口，容易引起人们的食欲，但是实际上在其制作过程当中，许多的微量元素已经流失。而人体所必需的微量元素对孕妇和胎儿来说是极为重要的，微量元素的缺乏可能会引起严重的后果，所以，准妈妈需要吃的食物应该是"完整食品"，即没有经过细加工，其中含有的微量元素没有大量流失的食物。

 我怀孕后反应一直很强烈，吃点东西马上就吐出来，如果我平时多吃点零食好吗？

 在平常也要常备一些小零食，恶心时可以用这些小零食来减轻症状。在早晨起床前，可以先吃几片饼干，休息20～30分钟后再起床。

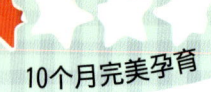

10个月完美孕育

现在就开始做亲子拍打游戏

在胎宝宝出生之前,当妈妈的都是靠着感知胎宝宝各种各样的胎动来了解胎宝宝的生活规律、健康状况的,而肚子里的胎宝宝也是通过这样的"拳打脚踢"来和妈妈"聊天"的。

怀孕中期以后的胎儿,体表绝大部分表层细胞已具有接受信息的初步功能,子宫中羊水的流动不断向胎儿提供更多的触觉刺激。母亲通过深情款款地拍打腹壁,给予胎儿良好刺激,可增进胎儿的智力发育。拍打胎教也可以归为运动胎教中的一种,拍打胎教在孕6个月以后进行。

拍打前的准备

1. 拍打胎宝宝之前,准妈妈应排空小便。
2. 进行拍打胎教时,室内环境舒适,空气新鲜,温度适宜。
3. 拍打胎宝宝时,准妈妈避免情绪不佳,应保持稳定、轻松、愉快、平和的心态。

拍打时的姿势

准妈妈全身放松,呼吸匀称,心平气和,仰卧在床上,头不要垫得太高,面部呈微笑状,双手轻放在胎儿位上,也可将上半身垫高,采取半仰卧姿势。不论采取什么姿势,但一定要感到舒适。

拍打的方法

拍打胎教可以和抚摩胎教相结合,做完抚摩胎教之后可以进行拍打胎教。

将手掌平贴于孕母腹壁,示指放中指上,然后示指迅速滑下,轻轻拍打腹壁,刺激胎儿活动,如同与胎儿玩耍一般。

拍打胎教要在胎动较频繁时进行。每次持续3~5分钟,每日1次。

 拍打游戏什么时候开始好?

 触压、拍打胎教法在孕中期以后每晚进行。

怀孕第五个月 挺起骄傲的肚子

第二十周
每个人的症状不同

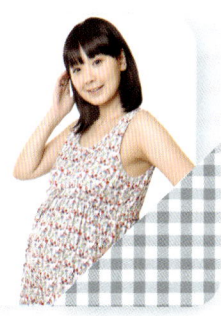

小心预防阴道炎

随着阴道分泌物的增多，准妈妈极容易感染上滴虫性阴道炎，不胜其扰。滴虫性阴道炎是一种女性常见的阴道炎症，它是由阴道毛滴虫感染而引起的。滴虫不仅在准妈妈阴道内的皱襞上寄存，还可侵入到尿道，甚至上行到膀胱、肾盂，引起泌尿道的感染。

而且一旦准妈妈患了阴道滴虫病，往往继发其他细菌感染，感染可由阴道上行蔓延到子宫腔，进一步引起宫腔感染。在孕早期感染容易引起流产、胎宝宝发育畸形，孕中期感染可引起绒毛膜发炎，造成胎膜早破、胎盘早剥，同时通过胎盘直接引发胎宝宝感染。

1 准妈妈一定要注意孕期卫生，不去不正规的游泳场所、洗浴场所，尽量去人少的地方。

2 孕期检查要选正规的医院，避免去不正规的医疗单位做器械检查，以免发生间接感染。

3 准爸爸患病，应严禁同房，积极治疗，以免引起滴虫的直接传播。

4 用过的内裤、浴巾及洗浴用盆，应该采取5～10分钟的煮沸消毒。

5 用0.5%～1%的乳酸或醋酸溶液进行阴道冲洗，每天晚上一次；也可在每晚睡前将甲硝唑栓剂塞入阴道，以10天为一疗程。

6 不要自行服药。尚未确认妊娠时发现感染阴道炎后，千万不要自行服药。针对你的情况需要向医生咨询，根据药物的特性和服用时间的长短，由医生进行判断，以免对胎儿造成影响。

Q 怀孕20周，早上起床发现下面有血，但是身体没有任何不适，这是怎么回事？

A 少量出血或阴道出血有可能是较为严重的情况的征兆，如前置胎盘、胎盘早剥、晚期流产（孕13～28周），或早产（孕28～37周）。也可能是与怀孕毫不相干的情况造成的，如阴道感染，包括酵母菌感染，俗称真菌或细菌性阴道炎，或性传播感染疾病。

缓解腰酸背痛的小方法

腰酸背痛的原因

随着肚子一天天隆起，站立时身体的重心一定要往后移才能保持平衡。这种长期采用背部往后仰的姿势会使平常很难用得到的背部和腰部肌肉，因为突然加重的负担而疲累酸疼。除此之外，黄体酮使骨盆、关节、韧带软化松弛，易于伸展，但也造成腰背关节的负担。

怀孕时期，体重急剧增加，激素改变，整个身体多少都会有些微水肿、韧带松弛等现象发生。在怀孕初期，由于这些现象并不会对身体造成太大影响，因此，准妈妈并不会感到腰酸背痛或行动不便。但是，到了怀孕中后期，随着肚子逐渐变大、体重增加，准妈妈们就会开始行动不便，甚至经常出现腰酸背痛、小腿抽筋、双腿水肿等。其实，这些症状都属孕期的正常现象，准妈妈不要每天忧心忡忡。

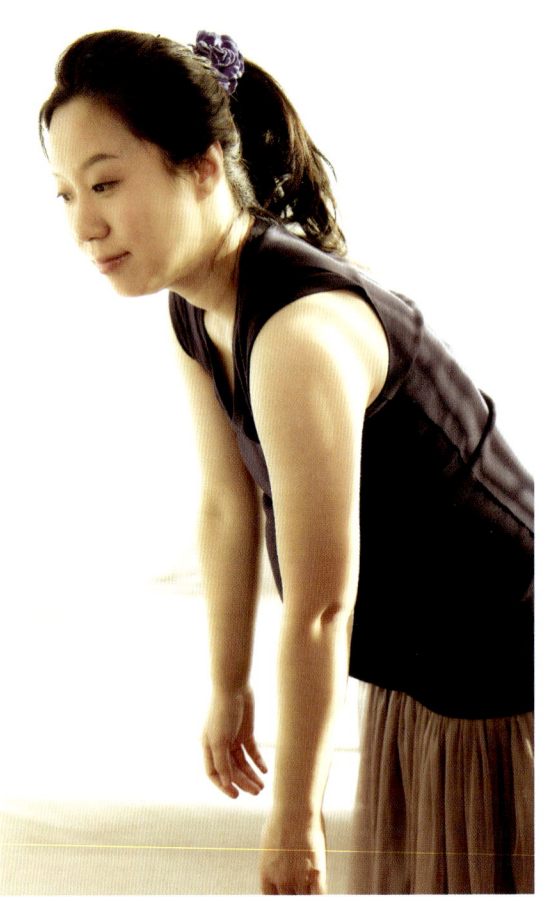

维持良好的姿势

最重要的就是不要弯腰驼背，否则，压力往下时，脊柱就会不自主地弯曲，当然就容易造成腰酸背痛。所以要姿势正确、抬头挺胸，让重量平均放在骨骼上，是预防和减缓腰酸背痛的最有效方法。

 怀孕后我常常腰痛，这和腰椎间盘突出症有什么联系吗？

 平时常有腰酸背痛者应特别注意预防腰部受伤或过度劳累。生完胎宝宝后，最好在产后2周左右开始锻炼。可做仰卧起坐运动和船形运动。

怀孕第五个月 挺起骄傲的肚子

怀孕中期的运动

散步是整个怀孕过程中最好的一种运动方式，它可以贯穿运动胎教的始终，但是到了孕中期以后，除此之外还可做些其他的运动。

练习盘腿坐

早晨起床和临睡时盘腿坐在地板上，两手轻放两腿上，然后两手用力把膝盖向下推压，持续一呼一吸时间，即把手放开。如此一压一放，反复练习2～3分钟。

益处分析：此活动通过伸展肌肉，可达到松弛腰关节。

骨盆扭转运动

仰卧，左腿伸直，右腿向上屈膝，足后跟贴近臀部，然后，右膝缓缓倒向左腿，使腰扭转。接着，右膝再向外侧缓缓倒下，使右侧大腿贴近床面。如此左右交替练习，每晚临睡时各练习3～5分钟。

益处分析：可加强骨盆关节和腰部肌肉的柔软。

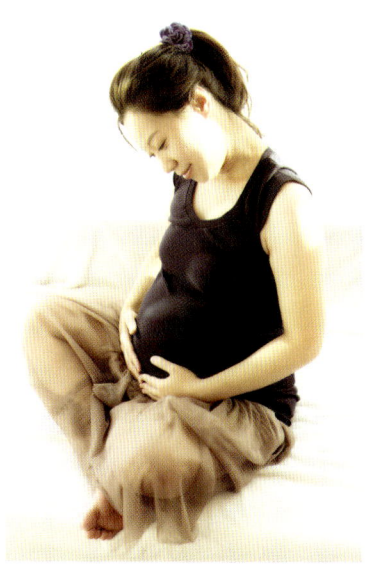

借助托腹带

市面上售有托腹带及侧睡枕，准妈妈们在平时使用托腹带，将肚子托高，可以减轻腹部的负担；而侧睡枕则可在睡觉或坐姿时使用，可以避免腰部悬空，并且同样减轻腰部的压力。

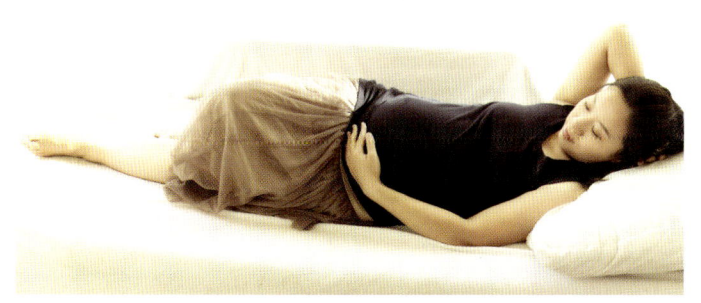

 我怀的是双胞胎，到底有没有必要买托腹带呢？戴的时候有什么注意事项吗？

 建议买一个，托腹带能减轻准妈妈的负担，还可阻止子宫下垂，保护胎位，减轻腰部的压力，又不会伤害胎宝宝。要注意的是，托腹带不可包得过紧，以免影响胎儿正常发育，晚上睡觉时应脱掉。

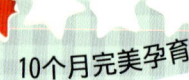

10个月完美孕育

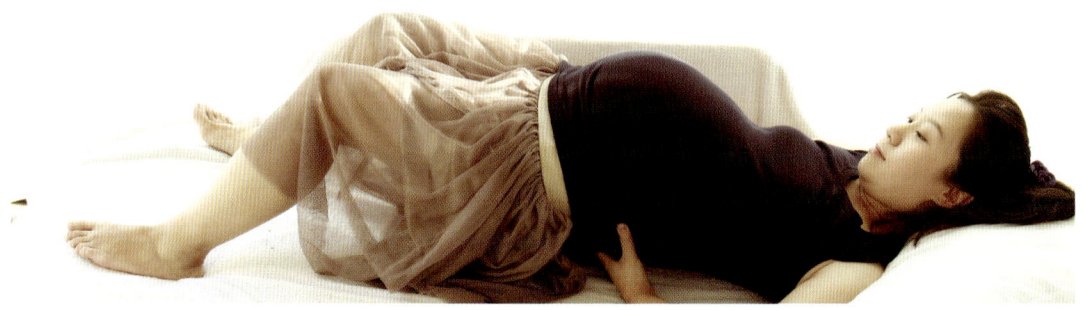

振动骨盆运动

仰卧、屈膝,腰背缓缓向上呈反弓状,复原后静10秒钟再重复;然后,两手掌和膝部着地,头向下垂,背呈弓状,然后边抬头、边伸背,使头背在同一水平上,接着仰头,使腰背呈反弓状,最后头向下垂,反复。

益处分析:目的是松弛骨盆和腰部关节,使产道出口肌肉柔软,强健下腹肌肉。

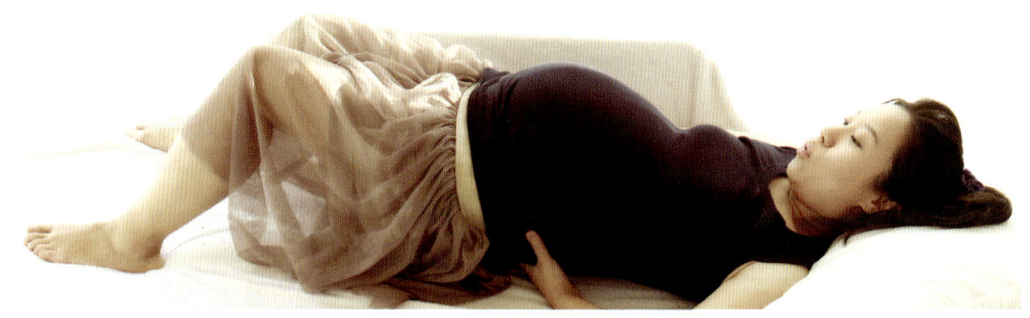

腹式呼吸练习

腹式呼吸应从卧位开始,分4步进行:第一步用口吸气,同时使腹部鼓起;第二步再用口呼气,同时收缩腹部;第三步用口呼吸熟练后,再用鼻吸气和呼气,使腹部鼓起和收缩;第四步在与呼吸节拍一致的音乐伴奏下做腹式呼吸练习。

各种舒缓运动

准妈妈平日可定时和适度做运动,促进身体血液循环,增强腹部、背部及骨盆肌肉张力,不仅可减轻腰酸背痛,还可刺激肠蠕动、预防便秘、维持身体健康及为分娩做准备。当然,应该请医生评估是否只能从事较轻松的运动,如散步、柔软体操等,或是应该卧床多休息。

怀孕第五个月　挺起骄傲的肚子

准妈妈寄语

准妈妈妊娠记录

你已经在我的肚子中发出信号弹，
告诉我你的存在。
现在我可以确定了。

我生理上的感觉：

我喜欢的运动：

全世界都知道我怀孕了，我的感觉是：

开始穿上孕妇装，我的感觉是：

我去逛街时，买了哪些东西：

这几天我的饮食：

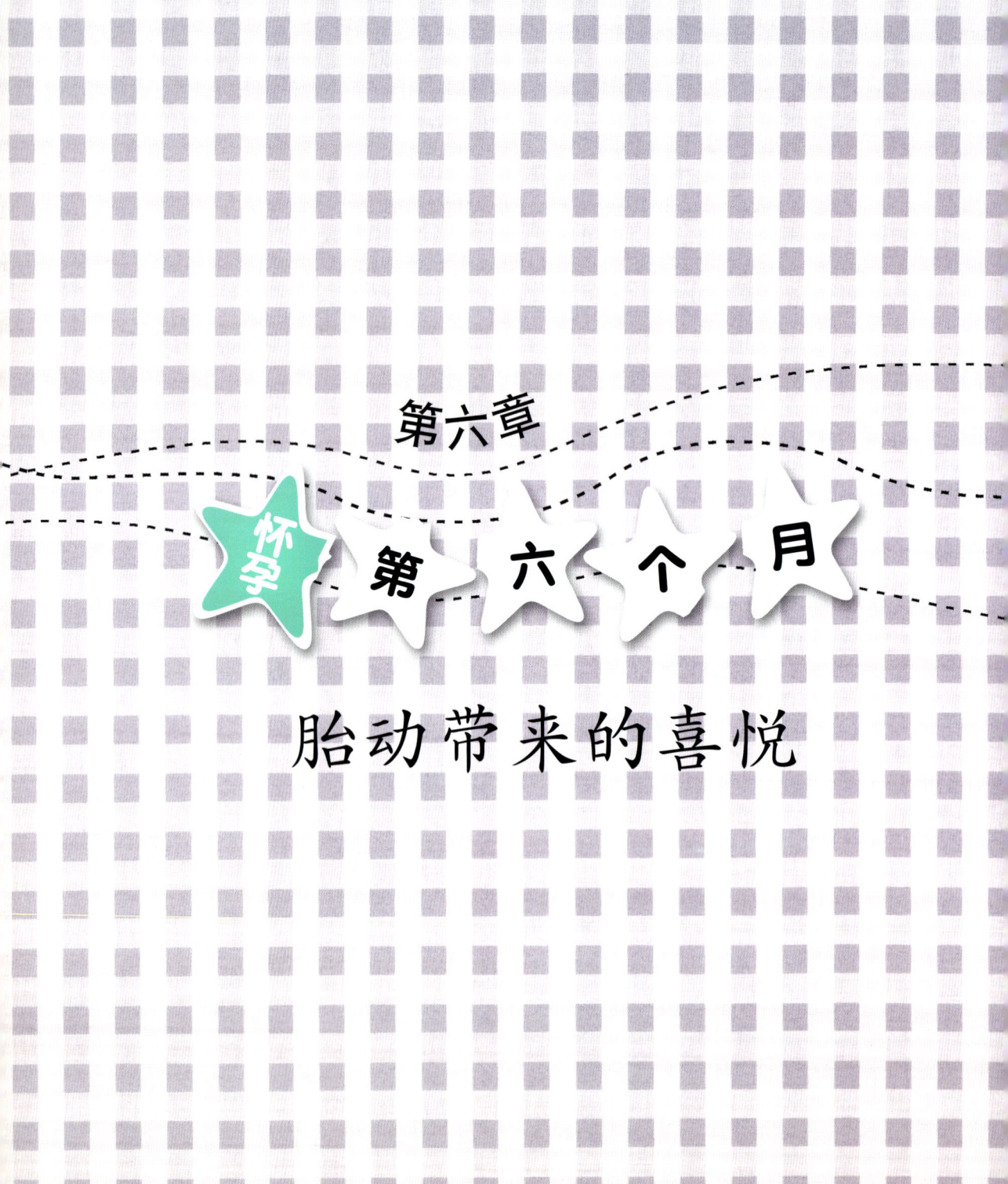

第六章 怀孕第六个月

胎动带来的喜悦

胎宝宝的成长发育 准妈妈的身体变化

准妈妈的变化

周数	变化
第二十一周：子宫上移	准妈妈的子宫顶部达到肚脐的位置，肚脐可能会突出。这一时期由于子宫增大压迫盆腔静脉，会使准妈妈的下静脉血液回流不畅，引起双腿水肿，足、背及内、外踝部水肿，下午和晚上水肿加重，早晨起床时减轻
第二十二周：体重突然增加和腹部的增大	此时阴道分泌物增多，呈白色糊状。由于钙质等成分被胎儿大量摄取，有时会出现牙痛或口腔炎。虽然初产的孕妇对胎动不很敏感，但在此阶段，几乎所有的准妈妈都会感到胎动
第二十三周：腹部逐渐呈现出圆形	准妈妈会在上楼时感到吃力呼吸相对困难。这时候建议准妈妈要注意穿宽松的衣服和鞋。由于孕激素的作用，准妈妈的手指、脚趾和全身关节韧带也变得松弛。本周的胎动次数增加，胎儿的心跳十分有力
第二十四周：子宫继续上移	现在你的饮食还是要有节制，尽量食用健康食品来替代可能给胎儿带来损害的食物。注意此阶段准妈妈因缺乏微量元素及维生素很容易出现口腔炎，也有的准妈妈出现龋齿

胎宝宝的变化

周数	变化
第二十一周：胎儿体重是300克左右	一层乳白色的皮脂裹住胎儿，保护胎儿的皮肤不受羊水的刺激。胎儿运动能力提高，有时过于剧烈导致准妈妈晚上无法睡觉，此时胎宝宝呼吸运动不规则，通过超声波可看到胎儿两手在脸部前面握手
第二十二周：胎儿体重为350克左右	小家伙吞咽羊水时，其中少量的糖类可以被肠道所吸收，然后再通过消化系统运送到大肠。这个时期胎儿的骨骼完全形成，关节也很发达，胎儿能抚摸自己的脸部、双臂和腿部，甚至能低头
第二十三周：胎儿体重为450克左右	为呼吸做准备，肺部内的血管会进一步发育，胎儿经常张开嘴，重复喝羊水和吐羊水的动作。胎儿对外部声音更加敏感，从妈妈的肚子里已开始接触外部声音，所以出生后不会被日常噪声吓坏
第二十四周：胎儿体重达到540克左右	胎宝宝的五官已发育成熟，他的嘴唇、眉毛和眼睫毛已各就各位，视网膜也已形成，具备了微弱的视觉。此时胎儿的胰腺及激素的分泌也正在稳定的发育过程中。在胎儿的牙龈下面，恒牙的牙胚也开始发育了

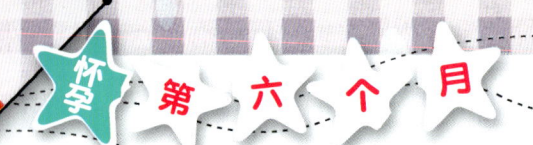

怀孕第六个月

本月大事记

· 如果子宫收缩或受到外力压迫，胎宝宝会猛踢子宫壁，把这种信息传递给妈妈。

· 这个月的胎儿听力愈来愈好，父母可多与胎宝宝说话或给一些声音的刺激。

从本月开始，每天进行胎动监测是准妈妈的必修课。因为胎动是胎宝宝健康的标志，准妈妈一定要重视。

· 受到子宫压迫及高浓度的黄体素，准妈妈必定经常有胃灼热的感觉，饮食以少量多餐的方式进食，减少不适。

· 准妈妈补钙要同时摄取动物及植物性的高钙食物，其实许多植物性的食物，如：深绿色蔬菜、豆类、豆腐、芝麻、发菜等，亦含有丰富的钙质。

· 每天早、中、晚各记胎动次数一次，每次时间为一个小时。将早、中、晚三次记录的胎动次数相加，再乘以4，就等于12小时的胎动次数。

· 随着胎儿的增大，所需的营养也需要增加。孕早期出现的妊娠反应，导致准妈妈体内营养摄入不足，从现在开始就要好好补一补。

本月细节备忘

· 每顿饭至少有两种以上的蔬菜。

· 多喝纯果汁或水，少吃含糖的食品。

· 准妈妈不要到声音嘈杂的地方去，因为这会引起胎宝宝的不安。

· 若想捡拾地上的东西，应该采取屈膝下蹲的方式，让上身保持挺直，以免对腹部造成压力。另外，不能挺直身体伸手去拿高处的东西，防止对腹部的过度拉伸。

· 从妊娠中期开始准妈妈就要注意保暖，避免身体受凉。

· 睡前可以热水泡脚，对小腿后方进行3～5分钟的按摩。

· 准妈妈对腹痛一定要保持敏感的态度，左侧卧位能有效地减轻疼痛的感觉。

· 准妈妈要记住白天别过于忧虑，不给自己平添心理压力，如果可能的话，找三五个好友聊天、谈心，放松身心。

准爸爸必修课

·怀孕的女人是最美的。准爸爸要懂得享受准妈妈的美丽,学会倾听和赞美,经常赞美她,买礼物送给她,让准妈妈感觉自己是最幸福的人。

·对准妈妈的要求要尽量答应,不要无端地惹准妈妈生气。

·这个月大部分的准妈妈身体都没什么异样,感觉很舒适,准爸爸可以利用这个时期和准妈妈一起准备家庭新成员的小房间。

本月孕期检查

这个月的检查项目跟上个月差不多,以确保胎宝宝的生长发育情况正常。此外,还要进行B超检查,准爸妈可以通过B超第一次看见成形的胎宝宝了。

·超声波全面检查

此阶段,胎宝宝的发育已经完成,身体不大不小,正适合对胎宝宝进行一次全面的检查。过了这个阶段以后,胎宝宝将会占据整个子宫,不太容易看到他的全貌,并且即使发现畸形,也不太可能终止妊娠。

·胎儿心脏共鸣检查

如果准爸爸、准妈妈的直系亲属中有人患有心脏病,或者以前妊娠的胎儿心脏有异常,或者由于用药而担心的话,就应该进行此项检查。

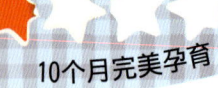

第二十一周
穿上美丽的孕妇装

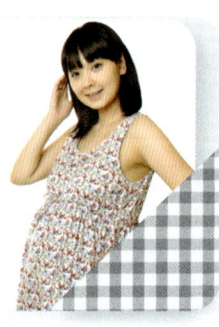

孕中期也能享受"性福"

妇产临床医学统计表明，到了孕中期，因对怀孕的适应以及本身生理的变化如子宫增大、骨盆充血、孕吐消失等因素，准妈妈对性事的渴望会随之增加，有些平常不易达到高潮、对性事不是很有兴趣的女性，在孕中期这段时间里，反而能够享尽高潮的美妙，甚至因而常常采取主动态度，准爸爸事前如果能多了解这一点，并彼此配合，应该是最美的一件事。

但总的来说，现在妊娠要有全方位的观念，强调和谐，妊娠期是一段很长的时期，如果怀胎九月都不能有很愉快的性生活，那么夫妻的感情、家庭的和谐也会受影响。所以我们强调的是，孕期的性生活，如果是身体正常的夫妻，那么应该是没有害的，也是值得鼓励的。

摄取营养又不变胖的饮食

孕期的饮食管理最关键的要点是"重质不重量"。孕期既有需要增加的营养素，又有不需要增加的营养素。

比如在外面吃饭时，要有意识地注意营养的均衡摄取。如果是点心，像蛋糕等含有过多糖分和脂肪的食物最好避开。水果和果汁等可以适量选用。

Q 吃奶酪会不会发胖？

A 奶酪吃多了不会发胖。奶酪"浓缩"牛奶的精华，1千克奶酪制品都是由10千克牛奶浓缩而成的，具有丰富的蛋白质、B族维生素、钙和多种有利于孕妇吸收的微量营养元素。天然奶酪中的乳酸菌有助于孕妇的肠胃对营养的吸收。

普通B超可以发现胎儿畸形

普通B超可以对胎儿的发育情况进行监测。但对于软组织和小骨骼的病变比如无眼球、少耳朵、兔唇、狼咽、腭裂、多指、并指等畸形则难以发现。因此普通B超仅能发现胎儿畸形的90%左右。而且,畸形的发现率常取决于检查者的实践经验。B超检查即使未发现胎儿有畸形,也不能绝对肯定胎儿的发育完全正常。若B超检查怀疑胎儿存在某种畸形时,往往需要进一步动态观察,即反复进行B超检查后,方能确诊。严重的胎儿畸形往往需要人工终止妊娠——引产。

胎动的自行检查

通常情况下,准妈妈在孕18~20周时,可以感到胎儿在子宫内的活动,如流动、蠕动、伸展、踢跳等动作,这种胎动于孕28~32周逐渐增多,近预产期时减少。准妈妈学会数胎动进行自我监护,可以初步估计胎儿安危。

胎动计数方法是在妊娠28周以后,每天早、中、晚各数一小时胎动,将三个小时的胎动数相加后乘以4,就是12小时的胎动总数。每个准妈妈的胎动计数有差别,准妈妈要掌握自己的胎动规律,计数时最好左侧卧,精神集中,才能准确。

目前胎动标准多以胎动计数在12小时内大于或等于30次为胎儿情况良好,20~30次为警戒值,低于20次或1小时内少于3次为胎动减少,若在3天内胎动次数减少30%以上就要警惕,大约50%的胎动减少是由于胎儿宫内缺氧,容易发生于慢性胎盘功能不全,如妊娠高血压疾病、慢性高血压、过期妊娠等。遇到这种情况时,准妈妈要立即告知医生,因为从胎动完全停止到胎心音消失(胎儿死亡)往往还有数小时的短暂时间,及时抢救可以挽回胎儿生命,避免不幸发生。

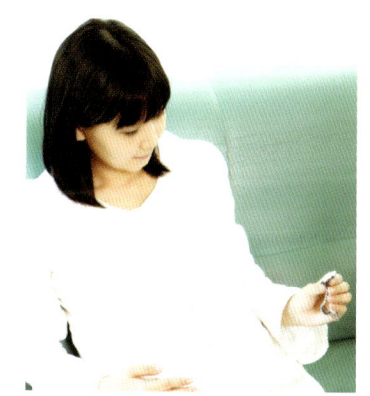

Q 羊膜穿刺会造成胎儿畸形吗?

A 有2%~3%的孕妇在羊膜穿刺后会出现轻微的子宫收缩及阴道流血,通常在休息或安胎治疗后得到缓解。羊膜穿刺用于产前诊断的孕周多在孕16~22周,此时胎儿的胎体、四肢等都已发育完成,故不会造成胎儿畸形。

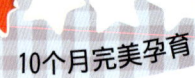

第二十二周 体重长得很快

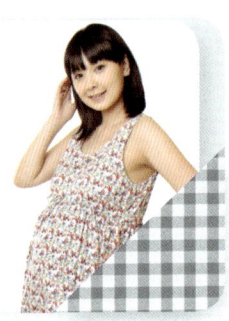

快乐出游安全守则

度过最初三个月的紧张期后，准妈妈的不适已渐消失，准爸爸可以松一口气了。在准妈妈身体沉重之前，不妨带着自己的"妻子"来一次快乐出游吧，要知道，怀孕4～6月是外出旅行的最佳时期！

合理的日程计划

不要忘了妻子的身体状况，那些和没有怀孕的人一样的比较劳累的日程计划还是尽量避免，要选择以轻松休息为主的旅游方式，逗留期为2～3天的旅行比较理想，以放松身心为目的。

征求医生意见

在出发前应陪同妻子在进行产前检查的医院就诊一次，向医生介绍整个行程计划，征求医生意见，看是否能够出行。

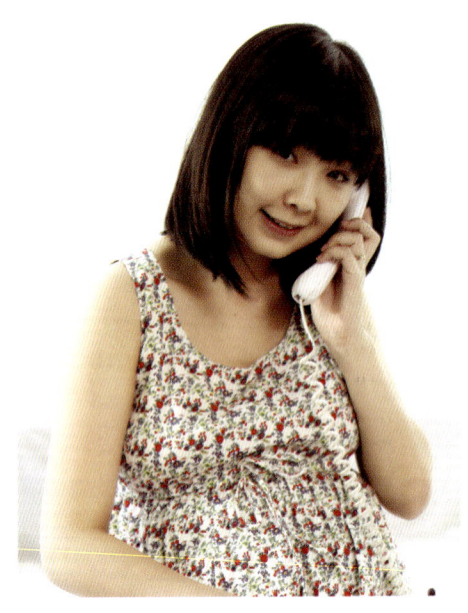

 怀孕五个多月能出去旅游吗？

 怀孕18～24周之间是孕妇出游比较安全的时段。因为这时候不太有流产的危险，孕妇也不像之前会因早孕反应而恶心、呕吐不舒服，同时也不会有早产的顾虑。

选择交通工具

长途旅行,最好乘坐飞机,尽量减少长时间的颠簸,短途有条件的可以自驾车出游,避免拥挤碰撞准妈妈的腹部。不论在火车、汽车,还是在飞机上,最好能使准妈妈每15分钟站起来走动走动,以促进血液循环。

保持饮食规律

在旅游期间,亦要保持准妈妈的饮食有规律,尤其是去长线旅行,或需要坐长途车或飞机的旅程,要记得补充充足的纤维素,如多吃橙子或蔬菜,保证准妈妈多喝水,防止出现脱水、便秘以及消化不良等现象。严禁食用不合格或过期食品,不随便饮用、食用没有生产厂家、没有商标、没有生产日期的食品、饮料。

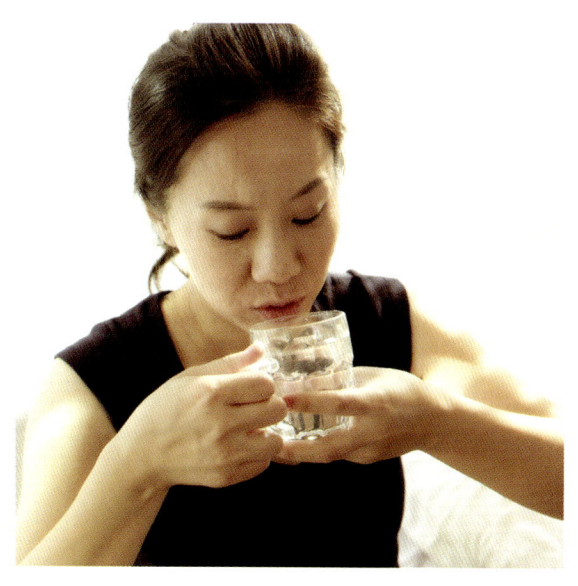

保持清洁

陪伴准妈妈出游,一定要选卫生条件好的宾馆住宿,要勤洗、勤换衣物,以保证准妈妈身体清洁。

怎样选择旅游地

在计划享受旅游的同时,一定要注意目的地的选择。外出旅行要尽量避开热线,选一些较冷的线路出行,感受大自然的恩赐。不过一定要选择有现代医疗条件的地区,对将去的地方进行了解,避免前往传染病流行地区,不要去医疗水平落后的地区,以免发生意外情况无法及时就医。

 孕妇适合去哪里旅游?

 怀孕了可以去一下人比较少的地方,空气清新一点的,最好是省内旅游,避免长时间的舟车劳顿。

预防胎儿宫内发育迟缓

由于准妈妈营养不良，尤其是蛋白质和能量不足，或因为胎儿本身发育缺陷、胎儿宫内感染或接受过放射线照射，都可能引起胎儿在子宫内生长发育迟缓，以致小于同等孕龄的胎儿，叫胎儿宫内发育迟缓。

另外，胎盘形成异常，子宫、胎盘血流减少，脐带过长、过细，也可导致胎儿发育迟缓。预防胎儿宫内发育迟缓应从怀孕早期做起，避免感冒等传染病，避免接触有毒物和放射性物质。妊娠期要加强营养，有内科疾病应在治疗的同时增加卧床休息的时间，以增加胎盘血流量。

减轻头痛的方法

在头上敷热毛巾

在头上敷热毛巾可以有效地缓解头痛。到户外晒晒太阳，呼吸一下新鲜空气。按摩一下太阳穴或抹点清凉油，都有助于缓解准妈妈的头痛。

充分放松身心

注意身心充分放松，去除可能的担心和不安的因素，避免身体受凉，也利于减轻头痛。

原因	注意事项
头痛加剧	部分准妈妈会在怀孕早期出现头晕及轻度头痛，这是一种常见的早孕反应。如果在怀孕第六个月后出现日趋加重的头痛，伴呕吐、胸闷，或是有水肿、血压升高和蛋白尿，就可能是患上了妊娠高血压综合征，要及时去医院接受治疗
疲劳	疲劳是诱发准妈妈头痛的一个重要诱因，孕期每天最好睡个午觉，每晚保证8小时睡眠，尽量不要太久地做精神过于集中的事，如长时间看电视等

Q 医生说我胎位过低，请问这样会有什么不好的影响吗？

A 胎位过低会造成胎儿发育迟缓，造成流产、早产，平时应注意有无宫缩、腰酸和下坠感等，如有这些现象是早产征兆，请及时去医院检查，听从医生安排。

要学会正确补铁

怀孕中期的准妈妈非常容易患缺铁性贫血。这种症状不仅会影响腹中胎儿的健康，还可能引起宫内胎儿窘迫、早产等危险。因此，准妈妈要注意补铁。但是补铁不能盲目，要讲究一定的科学。

首先准妈妈最好去医院验血，如果检测出有贫血的症状，医生会开一些补铁药剂，让孕妇每天补60～120毫克的铁。为了能有效吸收铁，医生会建议准妈妈空腹时服用补铁药剂。另外，可以借助富含维生素C的饮品，如橙汁等帮助送服药剂，切不可用牛奶来服用，因为牛奶中含有的钙成分会妨碍铁的有效吸收。在实际中，有些准妈妈空腹服用补铁药剂时可能会感到不适，出现这种情况时可以改在饭后服用。

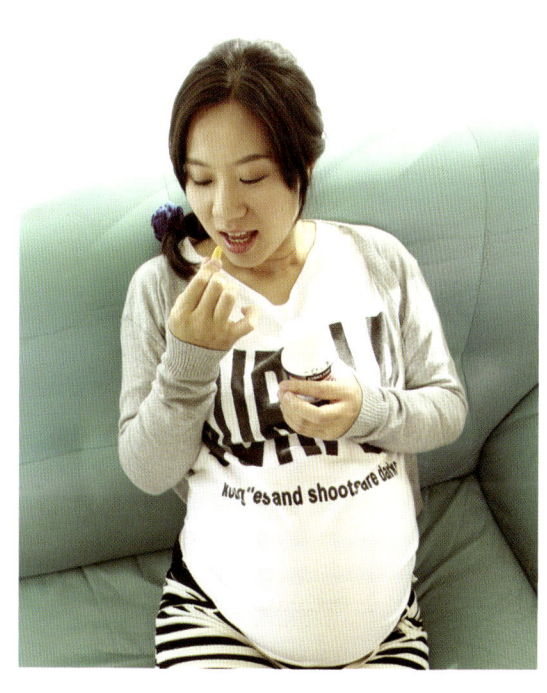

在补充铁元素的过程中，补铁量过大是否会产生不良反应？

的确如此，孕妇补铁量过大时，可能会引起自身胃肠的不舒服，并容易引起便秘。如果孕妇想要摆脱便秘带来的痛苦，不妨试试食用白薯或者喝些蜂蜜水，这些都可以缓解便秘的症状。此外，有些准妈妈还可能会出现恶心、腹泻的状况，这时可以尝试另一种补铁剂，或者在睡前服用补铁剂。为了避免因补铁量过大而引起的胃部不适，准妈妈可以先减少每日的补铁量，以后逐次增加，直到补铁量达到每日要补充的剂量为止，或者准妈妈起初也可以尝试将一天的剂量分多次服用的方式来达到补铁的目的。

此外，如果准妈妈一直受补铁带来的这些不良反应的影响，必须要及时看医生。

 我在孕17周时接受体检，医生说我缺铁，想问一下，这个时期该如何补铁？

 通常红色食物都具有补铁补血的作用，如红枣、花生红衣、红小豆、动物肝脏、蛋黄和胡萝卜等。缺铁的孕妇在饮食上要多吃猪肝、玉米、黄豆、海带、紫菜、番茄、枣、橘子等，这些食物的含铁量都很丰富。也可以用猪肝炖汤，清热解毒。

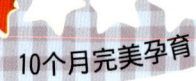

10个月完美孕育

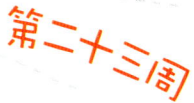

第二十三周

快乐的准妈妈

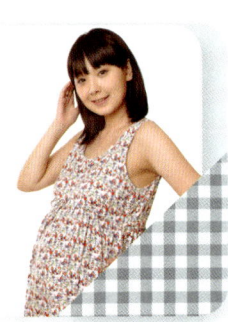

还是素面和短发好

专家认为准妈妈不宜用化妆品。大部分化妆品都含有铅、汞、砷等对人体有害的元素，不少黑发乳和染发水一类的化妆品含有高量的铅，有一部分还含有高量的铜，而且大部分化妆品含有相当惊人数量的细菌。口红由各种油脂、蜡质、颜料和香料等成分组成，油脂通常采用羊毛脂，羊毛脂除了会吸附空气中各种对人体有害的重金属微量元素，还可能吸附大肠杆菌进入胎儿体内。准妈妈涂抹口红以后，空气中的一些有害物质就容易被黏附在嘴唇上，并随着唾液进入体内，使准妈妈腹中的胎儿受害。怀孕时皮肤特别脆弱，会受到各种病菌袭击，如果准妈妈每天打粉底，就不利于皮肤呼吸。怀孕期间素面朝天，洗干净就可以了。

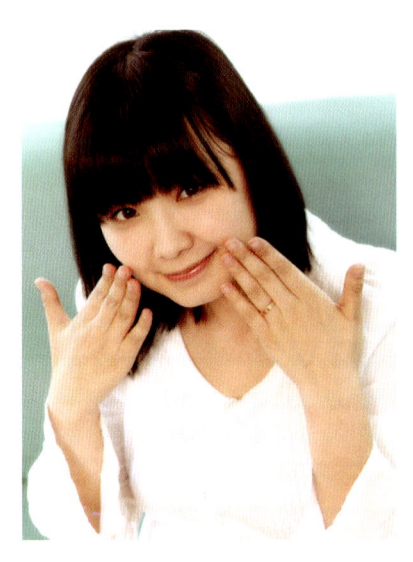

准妈妈也要注意保养头发，对准妈妈来说，发型最好还是短发，梳洗方便简单。烫发不要在妊娠前期和后期，6个月时最好烫一次，烫得卷些，坐月子时会感觉舒畅。但准妈妈不能染发和脱色。如果一定要染发和脱色时，必须要先进行皮肤试验，确认对皮肤没有影响，时间在怀孕第6~7个月为宜。妊娠期和产褥期都可以适当洗头，补充头油，保持头发的清洁。

Q 我不化妆特别不好看，皮肤又有斑又暗黄，眼睛也没神，化上妆真的很不一样，怀孕了，我还是想天天化妆，有问题吗？

A 平时能不化妆的时候尽量不要化妆，有必要化妆的时候也要尽早卸妆。

怀孕第六个月　胎动带来的喜悦

每周工作不宜超过32小时

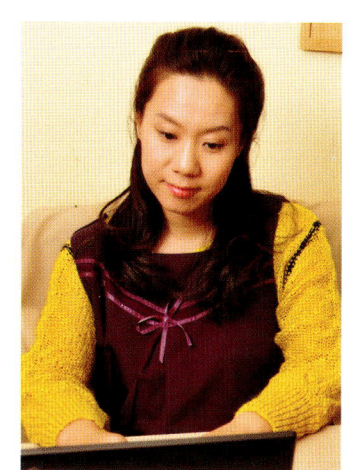

准妈妈一周工作32小时以上给胎儿带来的风险几乎与吸烟一样大。专家建议，准妈妈一周工作时间不要超过24小时。怀孕期间压力大的准妈妈生下的胎宝宝更容易不停地哭闹。

那些工作时间长、压力大的准妈妈会在怀孕期间出现惊厥的症状，这种严重的妊娠并发症是由于胎盘缺陷导致的，这种缺陷会限制流向胎儿的供血量。压力会导致准妈妈体内的激素水平提高，这种激素会进入胎盘，它会导致胎儿的发育减缓。

显然，准妈妈如果感觉工作压力太大，就会对胎儿产生不良影响。

坚果可以让胎宝宝更聪慧

核桃、栗子都是不错的健脑食品，特别是核桃，由于蛋白质、矿物质以及各种维生素含量充分，为很多脑力劳动者所钟爱，而准妈妈怀孕期间食用栗子也有与核桃相同的功效。特别是这些坚果由于本身有外壳保护，因此在生长以及加工过程中受到的污染较少，可以说是纯天然的绿色食品。

与之类似的诸如瓜子、南瓜子、松仁、榛子、花生等都是不错的健脑食品，只是准妈妈在食用的时候一定要适量，由于这些坚果本身油脂含量丰富，因此过度食用会给肠胃带来负担，引起孕期消化道方面的疾病。

将花生、松仁等拿来做菜也是不错的选择，这样可以有效弥补三餐中营养物质的不足，又可以积极促进胎儿大脑的发育，同时由于热加工后，坚果内的油脂会有所减少，口味较清淡，更适合准妈妈食用。

 我不喜欢吃坚果，怀孕了就一定要吃吗？

 每天稍微吃点坚果，对胎宝宝的发育很好。如果不是一点吃不下，还是尽量吃一点。

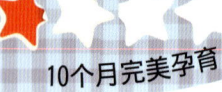

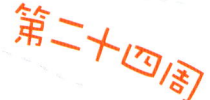

大脑的发育高峰期

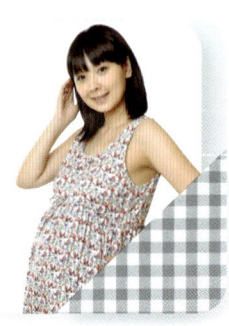

光照胎教从什么时间开始好

一般来说，胎儿在妊娠八个月时才尝试睁开眼睛，这时他能看到的是母体内一片红色的光芒，橘黄的阴影下母亲体液在运动。

光照胎教最好从怀孕24周开始实施，早期可适度刺激。孕妇每天可定时在胎儿觉醒时用手电筒（弱光）作为光源，照在自己腹部胎头的方向，每次5分钟左右。为了让胎儿适应光的变化，结束前可连续关闭、打开手电筒数次，以利胎儿的视觉健康发育。

研究还表明：光照胎教不仅可以促使胎儿对光线的灵敏反应及视觉功能的健康发育，而且有益于出生后动作行为的发育成长。

在用光照射时，切忌用强光，照射的时间也不宜过长。

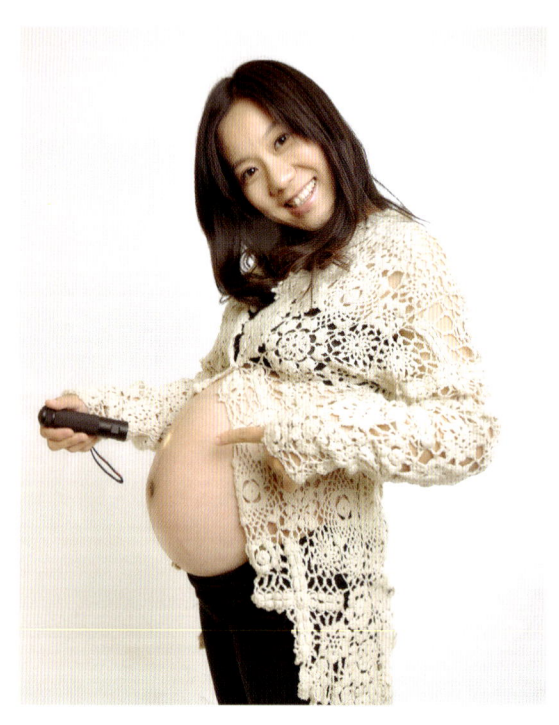

 光照胎教使用什么设备好？

 不建议使用照明设备进行的光照胎教，因为尚缺乏实验的资料，光强度、照射时间等都无安全的标准，避免影响胎儿视网膜的发育或损伤胎儿视神经。

测量宫高和腹围

从宫高和腹围的测量值可了解到胎儿宫内发育情况。宫高和腹围不是一个固定值，它随着妊娠月份的增加而不断增长。

据国内统计，孕16～36周，宫高平均每周增加0.8～0.9厘米，36周后减慢，为每周增加0.4～0.5厘米。腹围因准妈妈胖瘦不一，变化较大，宫高及腹围对照可靠性加大。

宫内胎儿发育迟缓、畸形、羊水过少、横位、子宫畸形、死胎等，均可使宫底低于正常值或增长速度减慢、停滞。多胎、羊水过多、巨大儿、畸胎、臀位等，可使宫高高于正常值或增长速度加快。如综合宫高、腹围分析，宫高增长慢而腹围增长快可能为横位、悬垂腹；宫高增长快而腹围增长慢可见于臀位；而羊水过多、双胎、巨大儿均可超出正常范围；两者增长均慢者，90%生出低体重儿。结合B超测量胎儿，对鉴别胎儿正常和异常发育更有帮助。

谨防巨大儿和低体重儿出生的对策

巨大儿是指胎儿出生后体重达到或者超过了4000克以上的婴儿。低体重儿是指胎儿出生后体重低于2500克的婴儿。巨大儿的产生与遗传有关，同时也与母亲患糖尿病有关。同时有专家认为，巨大儿与母亲在怀孕期间的饮食营养过剩有关系。低体重儿则主要是准妈妈营养不良或者孕期高血压所致，并且他们出生后由于自身体温偏低，需要在保温箱里度过。

保持身心愉悦

准妈妈身心愉悦也是预防巨大儿和低体重儿的重要措施之一。准爸爸帮助妻子每天保持愉悦的心情，这样身体的代谢以及物质循环就会更加正常，同时准妈妈的食欲也会更加旺盛，从而保证营养物质的有效补充。胎儿感受到母亲愉悦的心情后，自己也会感到很开心，这样他会尽力向着健康、平衡的方向发展自我。

Q 孕25周，产检时宫高20厘米，腹围73厘米，医生说胎儿有些小，不知会不会发育不良？

A 不用太担心了，因为胎儿在孕晚期成长得很快，要多吃点鱼、虾、肉、排骨等，注意补充营养。

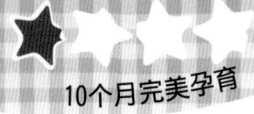

10个月完美孕育

营养均衡

准妈妈怀孕期间糖代谢紊乱容易导致妊娠糖尿病，而妊娠糖尿病是许多产妇生出巨大儿的主要原因，调节糖代谢的最好方法就是食疗。准妈妈可以通过均衡科学的饮食搭配，对自己的身体状况加以改善。食用一些粗粮，尽量减少盐以及糖的摄入量，平时的饮食口味宜清淡，三餐规律，遵循少量多餐的原则。

至于预防低体重儿，主要则是及时补充准妈妈所需的各种营养物质。怀孕期间的女性千万不可以偏食，即便是在妊娠反应非常剧烈而没有什么食欲的时候，为了腹中胎儿的生长发育，饮食方面的科学搭配和正常摄取一定不能荒废。特别是怀孕第8周以后，准妈妈就需要完全放弃原先的减肥计划，尽己所能为孩子的成长做好身体营养方面的补充。

远离垃圾食品

薯条等油炸食品以及奶油蛋糕往往是许多现代女性的最爱，这些食品不仅较油腻，而且特别是油炸食品还含有致癌物质，怀孕期间的女性最好避而远之。取而代之的应该是一些健康的水果、蔬菜，以及坚果类食品。

巨大儿和低体重儿的身体条件以及智力发育都要比正常婴儿差一些，因此为了下一代的健康，准妈妈一定要努力改变自己的饮食习惯，即便是在开始的时候有诸多不适应，但只要有决心改变，并坚持身体力行，是会有一些效果的。时刻从孩子的角度出发，只要准妈妈想到腹中胎儿的健康，并且准爸爸注意监督和提醒，相信一段时间后垃圾食品就可以彻底从准妈妈的饮食习惯中被淘汰。

散步及做适当的运动

母亲腹中的胎儿过大非常不利于自然分娩，多数情况下要采用剖宫产。即便是可以选择自然分娩，也会给准妈妈的身体造成沉重的负担。因此准妈妈一定要注意多散步，并且通过孕妇瑜伽等增强自身的体质。这不仅可以给分娩提供帮助，还可以有效预防巨大儿和低体重儿的形成。

因为当准妈妈自身的身体状况得到改善后，饮食中摄入的营养物质就可以更好地吸收，为身体正常的代谢提供有效保障，从而促进胎儿的健康发育。即便是怀孕中后期被医生诊断出孩子很有可能是巨大儿或者低体重儿，但母亲良好的身体情况依旧能够对孩子提供一定程度的帮助，从而将身体状况不佳带来的危害降到最低程度。

怀孕第六个月 胎动带来的喜悦

准妈妈寄语

准妈妈妊娠记录

我可爱的小宝贝儿,
你的人生已经悄然开始了。
你使妈妈的人生充满光明,
使我的步伐充满力量。

当我感觉到胎宝宝在踢时,我的感觉是:

我们在哪里上分娩课程:

谁在照顾我:

检查结果和我的反应:

当丈夫感觉到胎宝宝在踢时,他的感觉是:

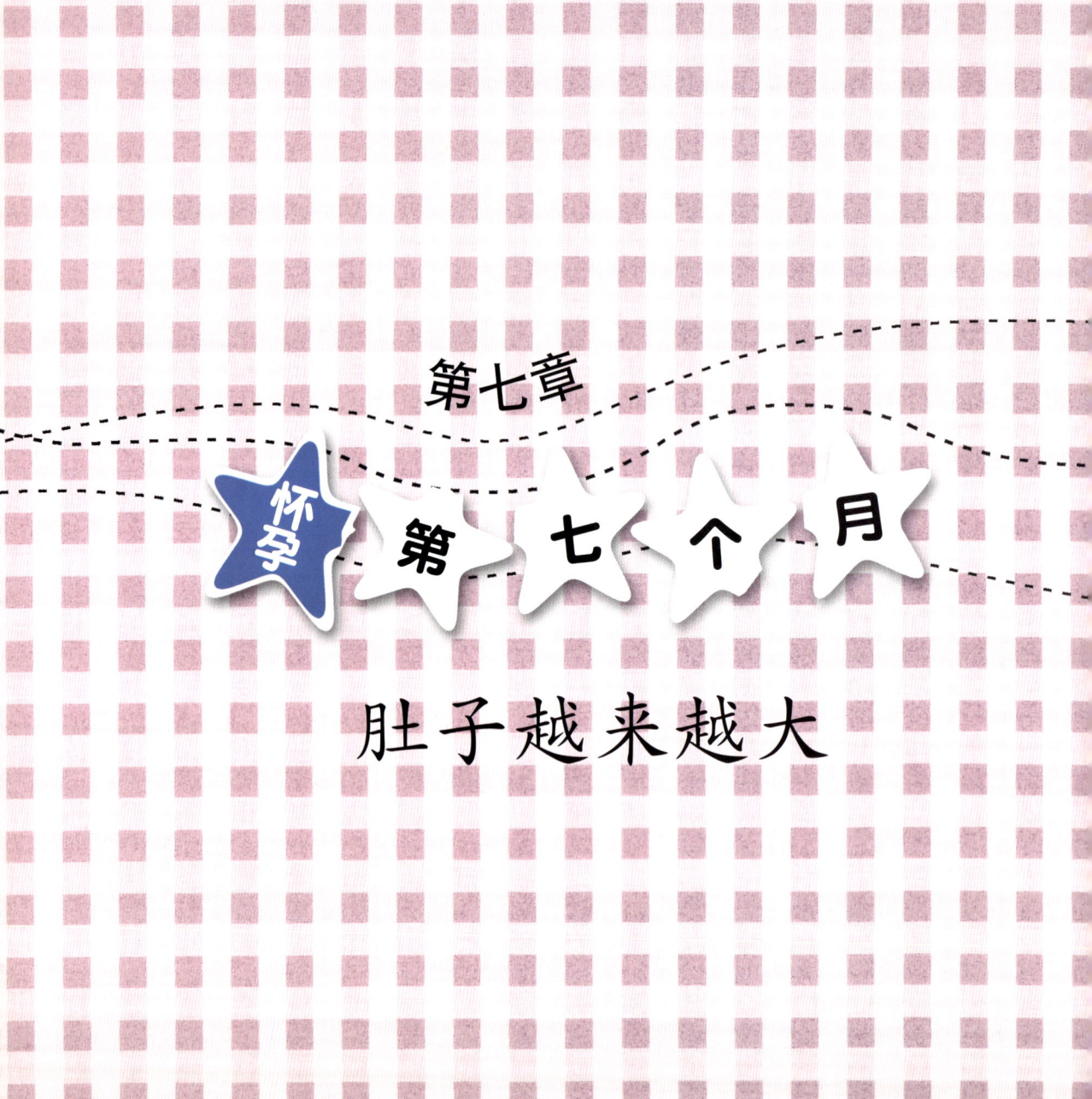

第七章

怀孕 第 七 个 月

肚子越来越大

胎宝宝的成长发育 准妈妈的身体变化

准妈妈的变化

周数	变化
第二十五周：子宫处于肚脐和胸骨之间	与前几个月比准妈妈会觉得相对舒服些。准妈妈要注意站立时两腿要平行，把重心放在脚心上；走步时要抬头挺胸，下颌微低，后背直起，要踩实走路，上下楼时切忌弯腰和腆肚
第二十六周：体重增加7~9千克	腹部隆起明显，身体为保持平衡略向后仰，腰部易疲劳而疼痛。腹部由于过度膨隆可出现少许的妊娠纹。增大的子宫压迫盆腔静脉，使下腔静脉曲张更加严重，便秘和痔疮也会随之而来
第二十七周：子宫上移到肚脐上方7厘米	此阶段对准妈妈来说，安心舒服的睡眠将是一种奢侈，去卫生间、饥饿以及胎儿的运动都使准妈妈的睡眠支离破碎。此外，睡眠不好的你可能会心神不安，经常做一些记忆清晰的噩梦，试着向丈夫或亲友诉说你的内心感受
第二十八周：子宫继续向肚脐方向上移	受激素水平的影响，髋关节松弛而导致步履艰难。这时，准妈妈的心脏和肾脏的负担明显增加，有些人可发生水肿、血压增高和蛋白尿，这些是妊娠高血压综合征的主要表现，尤其值得引起警惕

胎宝宝的变化

周数	变化
第二十五周：胎儿体重有700克左右	听力已经形成，对外界声音的反应比较敏感，例如准妈妈心跳的声音或者肠胃蠕动的声音，胎宝宝都能听见。当你给胎儿播放节奏强烈的现代音乐时，胎动会增加且幅度增大，显得躁动不安
第二十六周：胎儿体重有900克左右	胎儿舌头上的味蕾正在形成。胎儿不喜欢强光，胎儿的听觉也有发展，不仅对母亲的声音，且对各种声音都有所反应。长大的胎儿会把自己的大拇指或其他手指放到嘴里去吸吮。但是，目前胎儿的吸乳力量还不够大
第二十七周：胎儿体重为900~1000克	胎儿不仅经常会哭会笑，还会眨眼睛。这时胎儿的大脑对触摸已经有了反应。这个时期胎儿开始出现情绪的变化，而且能感应到妈妈的情绪变化，当妈妈情绪低落时，胎儿也开始忧伤，当妈妈心情愉快时，胎儿也会跟着开心
第二十八周：胎儿体重达1000克左右	胎儿吞咽羊水时，其中少量的糖类可以被肠道所吸收，然后再通过消化系统运送到大肠。下眼睑开始分开，眼睛能够睁开了，开始练习看物和聚焦。此外胎儿鼻孔已发育完成，神经系统进一步完善

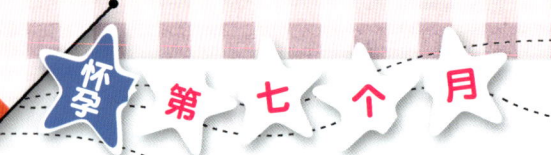

本月大事记

- 虽然大腹便便，仍然可以适度的享受性生活。
- 这时的胎宝宝几乎占满了整个子宫，随着空间越来越小，胎动也在减弱。
- 预防妊娠纹的发生主要是控制体重增加速度，同时涂抹相关护肤产品并勤加按摩。
- 妊娠中期，乳头的分泌物较多，因而要在不弄疼乳头的前提下轻轻擦拭，保持乳头清洁、乳孔畅通，以保证乳汁能够正常分泌。
- 适当进行乳房和乳头按摩。按摩最好在睡觉前或淋浴后进行。要注意，不要过分刺激乳头，如果因过分刺激乳头而引起宫缩，出现腹部胀痛等情况，应立即停止按摩。
- 有些准妈妈这时会感到眼睛不适，怕光、发干、发涩，这是比较典型的孕期反应，可以使用一些消除眼部疲劳、保持眼睛湿润的保健眼药水，以缓解不适。
- 白天多喝水，晚上少喝水可以减轻水肿的现象。
- 西瓜、红豆、洋葱、薄荷、大蒜、茄子、芹菜等有较好的利尿消肿作用，可以适当吃一些。
- 这个月可以进行光照胎教。
- 胎教实施中，准妈妈应注意把胎动次数是增加还是减少，是大动还是小动，是肢体动还是躯体动记录下来。通过一段时间的训练和记录，准妈妈可以总结一下胎宝宝对刺激是否建立起特定的反应或规律。
- 如果有未满孕周"见红"并伴有规律宫缩、持续性下腹痛、下背酸痛、阴道有水样的东西流出等异常情况出现，尽早去医院检查。

本月细节备忘

- 这个月准妈妈应注意动作缓慢些。
- 不要挺着肚子走路，这样会使腰痛加剧，在走路时要尽量挺直腰背。
- 少摄入盐，但并不是要忌盐。
- 准妈妈不要为了补充营养就不停地吃东西。

准爸爸必修课

- 准爸爸要保证每天有足够的时间和准妈妈在一起，并保持亲昵的交流。
- 准爸爸应该多为准妈妈按摩，按摩可以促进血液循环，增强抵抗力，有效缓解孕中期的多种不适。
- 这个月准爸爸可以与准妈妈商量决定分娩的医院。

每月孕期检查

本月要进行一次孕期检查，这个月贫血发生率增加，准妈妈务必做贫血检查，若发现贫血要在分娩前治愈。

- 贫血检查

进行血红蛋白检查，以便提早发现问题，提早采取措施处理。

- 妊娠糖尿病检查

妊娠糖尿病对准妈妈和胎宝宝的健康会造成极大影响，在本月内必须进行此项检查。

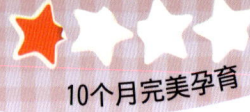

10个月完美孕育

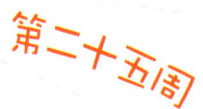

注意饮食的结构

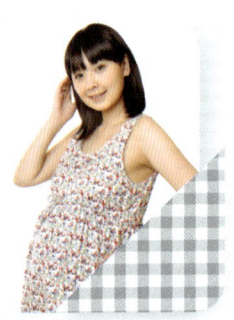

预防妊娠糖尿病

在孕7月妊娠糖尿病达到高峰，不仅影响母体健康，对胎儿的生长发育也构成严重危害。

平时正常的血糖值突然变高，但准妈妈却没有任何不适感觉，这就是妊娠糖尿病。糖尿病是在身体自身不能有效分解和分泌胰岛素的情况下产生的。通常情况下，我们的身体会把所吃的食物分解成葡萄糖，并制造胰岛素，用来提取血液里的葡萄糖，然后转运到体内的细胞满足胎宝宝的需求。尤其是在妊娠中期，必须分泌足够的胰岛素以满足体

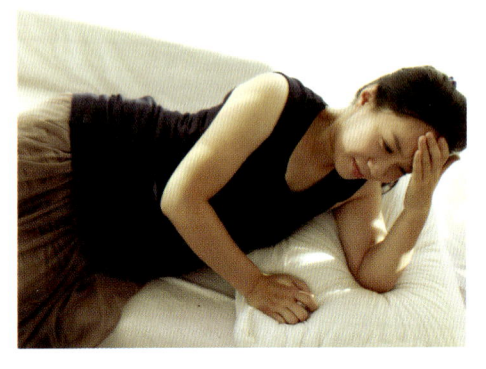

内胎宝宝生长的需要。如果胰岛素分泌不足，加上准妈妈在怀孕期间进食增多、运动减少、体重增加，所以大部分准妈妈极容易患上妊娠糖尿病。

妊娠糖尿病如果置之不理，准妈妈极容易发生感染、流产、早产、死产、羊水过多，而且由于母体血糖水平过高，胎宝宝长期处于高血糖环境中，体重过多增加，造成胎儿巨大，使其在子宫内的位置不正常，分娩也会比较困难。在婴儿出生后也可能患有低血糖及黄疸病（皮肤和眼睛发黄），患上新生儿呼吸窘迫综合征的风险也较高。所以，准妈妈最好在孕18周和孕32周到医院检查，并且要特别注意咨询妇产科和糖尿病专科医生。

 看书上说孕妇容易患糖尿病是怎么回事？怎么避免？

 孕期糖尿病多发于孕中晚期，多见于肥胖及高龄产妇，是怀孕期间孕妇体内不能产生足够水平的胰岛素而使血糖升高的现象。生活要有规律，忌暴饮暴食，吃饭时要细嚼慢咽，多吃蔬菜。另外，要多加锻炼身体，养成良好的睡眠规律。

严格控制热量

妊娠初期不需要特别增加热量,中、后期必须依照孕前所需的热量,再增加300千焦/天。不要过量饮食。

少量多餐

一次进食大量食物会造成血糖快速上升,且母体空腹太久时,容易产生酮体,导致血糖失衡。所以要少量多餐,将每天应摄取的食物分成5~6餐,特别要避免晚餐与隔天早餐的时间相距过长,睡前要补充点心。

正确选择糖类

应尽量避免加有蔗糖、砂糖、果糖、葡萄糖、冰糖、蜂蜜、麦芽糖的含糖饮料及甜食,可避免餐后快速的血糖增加。尽量选择纤维含量较高的未精制主食,可更有利于血糖的控制。

多摄取纤维质

多摄取高纤维食物,多吃蔬菜、水果,不要喝果汁等,可延缓血糖的升高,帮助血糖的控制,也比较有饱足感。但千万不可无限量地吃水果。

减少油脂摄入

烹调用油以植物油为主,减少油炸、油煎、油酥食物,以及动物皮、肥肉等。

注重蛋白质摄取

如果在孕前已摄取足够营养,妊娠初期不需增加蛋白质摄取量,妊娠中期、后期每天需增加蛋白质的量各为6克、12克,多吃鸡蛋、牛奶、深红色肉类、鱼类及豆浆、豆腐等黄豆制品。最好每天喝至少两杯牛奶,以获得足够钙质,但千万不可以把牛奶当水喝,以免血糖过高。

Q 我现在怀孕后,晚上一直都是胃胀,怎样才能减轻这种症状呢?

A 其实很正常,而且这种感觉会一直持续到胎宝宝出生,缓解的办法就是注意蛋白质的吸收,应多吃香蕉、肉类、豆腐等食物。

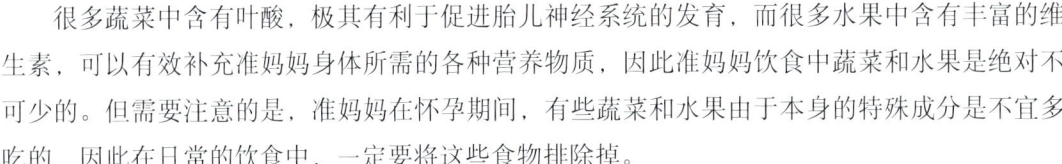

准妈妈不宜多吃的食物

很多蔬菜中含有叶酸,极其有利于促进胎儿神经系统的发育,而很多水果中含有丰富的维生素,可以有效补充准妈妈身体所需的各种营养物质,因此准妈妈饮食中蔬菜和水果是绝对不可少的。但需要注意的是,准妈妈在怀孕期间,有些蔬菜和水果由于本身的特殊成分是不宜多吃的,因此在日常的饮食中,一定要将这些食物排除掉。

不宜多吃菠菜

人们常常认为菠菜中含有丰富的铁元素,因此对于补铁是极为有利的。但是菠菜由于草酸含量丰富,进而阻碍铁元素在小肠中的吸收,这样造成准妈妈身体对铁元素的吸收不足,很容易导致孕期贫血。而准妈妈在怀孕期间吃菠菜越多,贫血症状则必然会越来越严重。因此怀孕期间的准妈妈是不提倡吃菠菜的。

不要吃螃蟹

螃蟹由于味道鲜美,且营养丰富,因此常常是主人宴请宾朋的上品菜肴。但螃蟹本身有极强的药性,具有活血化淤之功效,准妈妈食用往往会引起流产,因此孕期女性是禁止食用螃蟹的。无论是海蟹还是河蟹,对于准妈妈的身体都非常不利,即便是很想吃螃蟹,但为了腹中胎儿的健康和生命安全,还是控制一下自己吧。

不要吃田鸡

田鸡也就是我们常说的青蛙,肉质鲜嫩且不油腻,干锅或者油炸都非常好吃。不过由于青蛙在生存过程中捕食了大量害虫,而这些虫子本身带有农药残留,同时青蛙的生活环境也多是寄生虫喜欢繁衍生息的环境,一旦准妈妈被有害物质或者细菌感染,很有可能生出畸形胎儿。安全起见,女性怀孕期间最好不要吃田鸡。

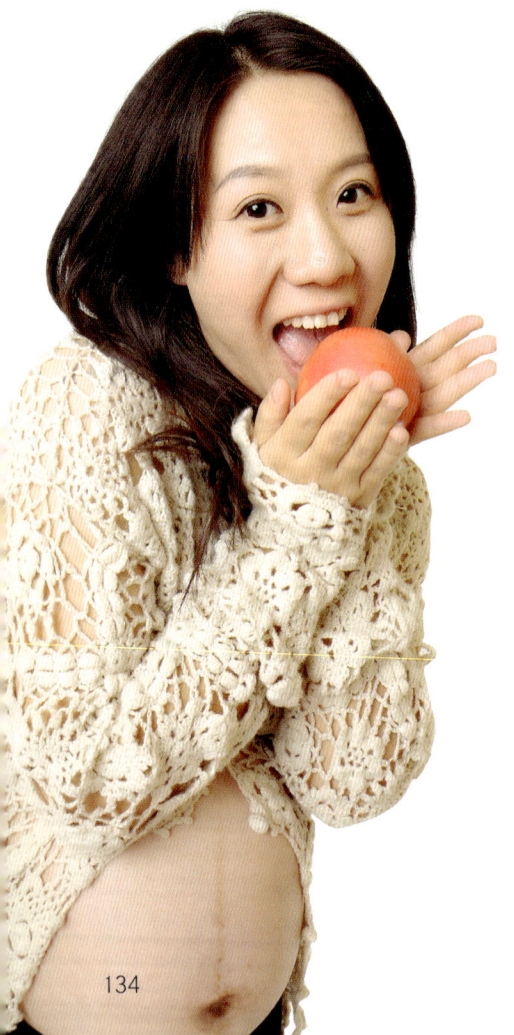

不要多吃桂圆

桂圆中的糖类和维生素的含量都非常丰富，但是由于桂圆本身火气比较大，因此不适合准妈妈食用。女性在孕期食用桂圆会引起过分胎动、头晕、上火，甚至会导致先兆性流产等。同桂圆有同样滋补功效的蜂王浆、人参等，准妈妈最好都不要冒险食用。

不宜过多吃动物肝脏

动物的肝脏中常常有大量的维生素A，但准妈妈常吃动物肝脏往往会由于营养物质补充过剩导致维生素A中毒，这对孩子的智力发育影响极大，还会导致身体器官畸形，并且动物肝脏中由于胆固醇过高，同样会引起孕期高血压或者糖尿病。因此准妈妈最好不宜常吃动物肝脏。

吃肉类要适量

肉制品可以有效补充身体所需要的脂肪、蛋白质以及矿物质，但由于肉制品本身的属性，许多肉类对于准妈妈来说是需要谨慎食用的。此外过于油腻或者过咸的肉菜准妈妈也不适合吃，这极其容易引起妊娠高血压综合征等疾病。

吃鸡蛋要适量

鸡蛋中的各种营养物质含量都非常丰富，特别是提供的蛋白质能够有效为人体所吸收，并且还能够增强人体免疫力，促进胎儿神经系统的发育。不过蛋黄中的胆固醇往往含量比较高，准妈妈过多食用容易导致营养过剩，造成身体肥胖以及巨大儿的产生。普通人一般每天早上吃一个鸡蛋就足够维持一天的营养需要了，准妈妈由于身体的特殊情况，可以酌情增加到两个，但绝不能再多了。此外在菜品加工方法上也最好采取蒸或者煮的方式，不宜过熟过生，尽量不要煎炸，这样既可以避免营养物质被烹调时的高温破坏掉，又能有效防止致癌物质的产生。

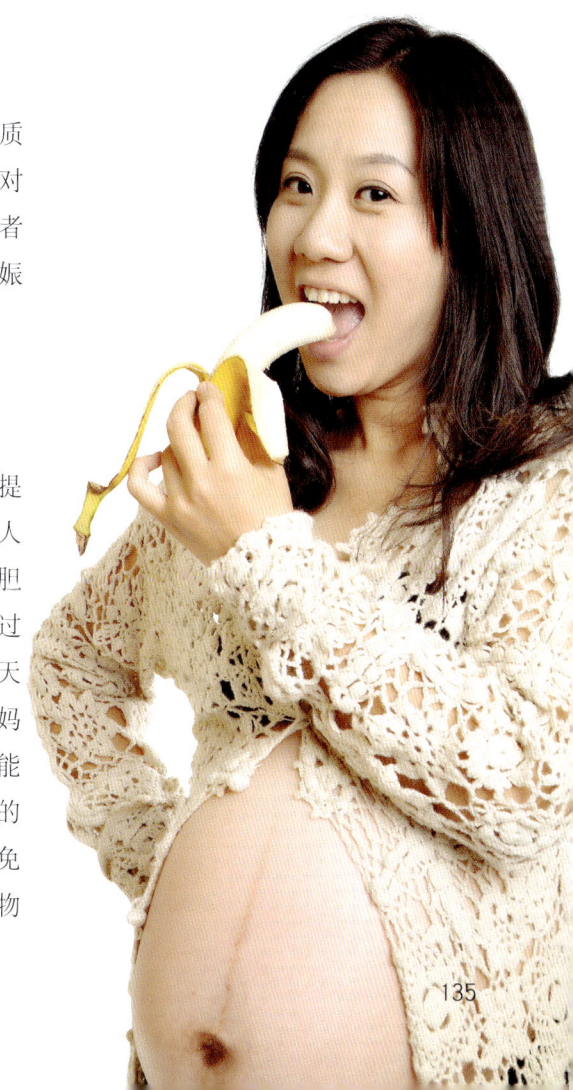

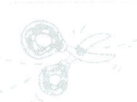

10个月完美孕育

第二十六周 消除水肿

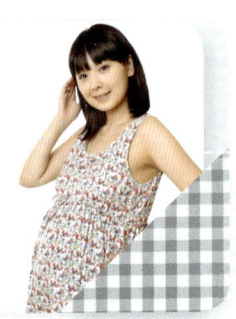

妊娠水肿怎么办

水肿是孕期的常见现象,而体重增加也是产前检查时医生和准妈妈关心的问题。总之,只要不是突然肿得很厉害或体重增加得特别多、特别快,准妈妈大都可以安心地度过孕期。

约有75%的准妈妈,在怀孕期间或多或少会有水肿情形发生,且在怀孕七八个月后,症状会更加明显。水肿是由于子宫越来越大,压迫到下腔静脉,因而造成血液循环回流不畅。这是属于正常的现象,那么,还有哪些水肿是不正常的呢?

生理性水肿

所谓生理性水肿,主要是由于子宫压迫造成的。增大的子宫会压迫从心脏经骨盆到双腿的血管,血液和淋巴液循环不畅,代谢不良,导致腿部组织体液淤积,一般多发生在脚踝或膝盖以下处,这是大多数准妈妈都会遇到的烦恼事。肿胀的手脚,做事和走路都觉得不方便。通常准妈妈在早晨起床时并不会有明显症状,但在经过白天久站和夜间活动量减少后,大约在晚上睡觉前,水肿症状就会比较明显,但生理性水肿大致是不会对胎儿造成不良影响的,这种水肿产后会自愈,所以准妈妈不用担心。

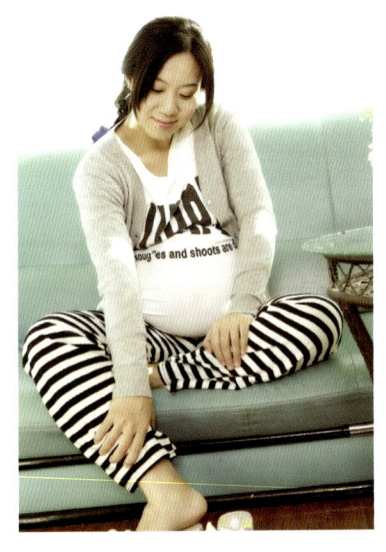

 怀孕26周就开始感觉四肢水肿,请问吃什么可以改善?

 准妈妈平时应该注意盐的摄入量,每日不能超过6克。另外,应多吃些利尿的食品。平时多注意休息,坐着时尽量找个东西把腿垫高。

病态性水肿

病态性水肿则由疾病造成，例如妊娠高血压综合征、肾脏病、心脏病或其他肝脏方面的疾病，这些疾病不仅会对准妈妈的身体造成不同程度的影响，对胎儿的健康也会有危害。且病态性水肿的症状，不仅呈现在腿部，双手、脸部、腹部等都有可能发生。

如果用手轻按肌肤，肌肤多会呈现下陷、没有弹性、肤色暗蓝等现象。水肿让很多准妈妈感到不适，但是有一些小方法对减轻水肿程度是非常有效的。

调整姿势

准妈妈晚上睡觉可多采用侧卧的姿势，这能更大限度地减少早晨的水肿。白天可以经常把双脚抬高、双腿放平，让腿部的血液循环通畅。

适当按摩

有两个简单的按摩方法。一个是屈膝坐在地上或坐在椅子上，用两只手捏住左脚，大拇指触到脚背，将两个大拇指并齐沿两根脚趾骨的骨缝向下按摩。按摩2~3分钟后换另一只脚。另一个是盘腿坐在地上或坐在椅子上，抬起左脚，将右手的四根手指（除大拇指外）从左脚的脚底方向全部插进脚趾缝里，刺激脚趾缝。做一分钟左右，换另一只脚。这两个方法对准妈妈消肿都很有效。

饮食缓解

准妈妈多吃一些有利尿消肿作用的食物，如西瓜、红豆、洋葱、薄荷、大蒜、茄丁、芹菜等。喝温水（37℃左右）也可以减轻水肿的症状。

过胖的"肿"

孕中期准妈妈胃口大开，营养全面，没有切实地控制体重，到了孕后期，体重一下增加了不少，这样的准妈妈要注意饮食，不能让体重增加过多。

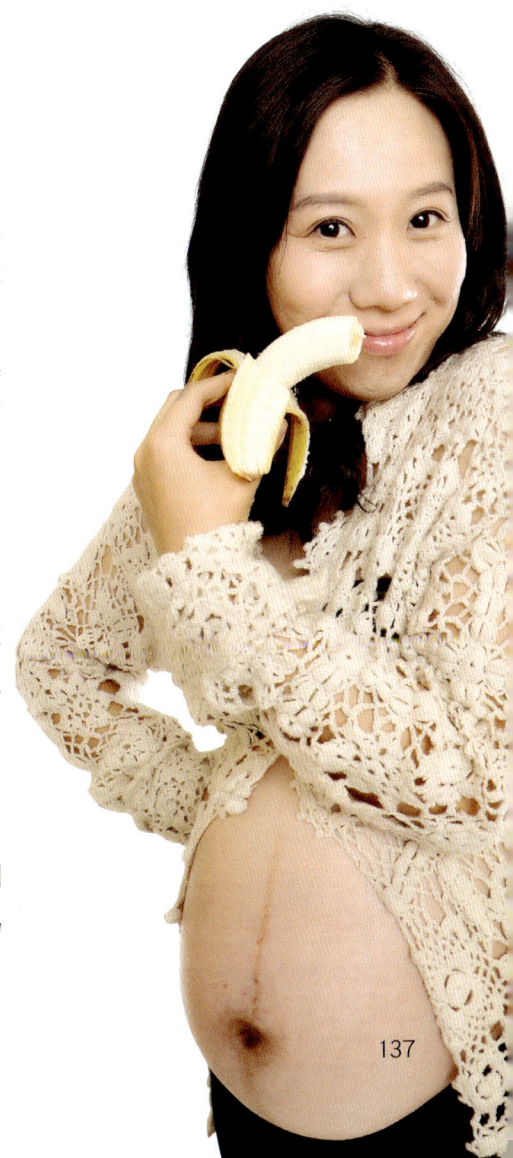

下肢静脉曲张

怀孕时体内激素改变

妊娠期卵巢所分泌的雌激素增加,而雌激素对血管壁内的平滑肌有舒缓作用,使静脉壁更加松弛而容易发生下肢静脉曲张。

胎儿和增大的子宫压迫血管

因妊娠后子宫增大,压迫盆腔血管,尤其是压迫髂外静脉,从而使得血液由静脉向心脏的回流过程受到阻碍,因此,往往出现下肢静脉曲张的现象。

家族遗传或孕期体重过重

有家族遗传倾向,血管先天静脉瓣膜薄弱而闭锁不全,或是孕期体重过重等的准妈妈,都是下肢静脉曲张的高危险群。准妈妈最关心的莫过于下肢静脉曲张是否会对胎儿或母体造成影响。根据研究发现,如果母亲的血液聚集在腿部而不是流向胎儿,那么胎儿的血液循环会受到影响。下肢静脉曲张还是引起早产的罪魁祸首之一。

对妊娠期静脉曲张无须大动干戈进行手术治疗,最好的办法就是预防为主。如果准妈妈并发下肢静脉曲张,应减轻工作,避免长时间站立,睡眠时抬高双腿,也可以穿弹力袜或使用弹力绷带。还可按摩小腿,常用手法有:挤压小腿,准妈妈在靠背椅上,腿伸直放在矮凳上,准爸爸拇指与四指分开放在准妈妈小腿后面,由足跟向大腿方向按摩挤压小腿,将血液向心脏方向推进。搓揉小腿,准妈妈坐姿如上,准爸爸将两手分别放在准妈妈小腿两侧,由踝向膝关节搓揉小腿肌肉,帮助静脉血回流。

30%~50%的孕期静脉曲张在分娩后不会自行缓解,且下次怀孕时又会再度复发,甚至导致中年时期的严重静脉曲张症,因此平时的保健相当重要。

 孕妇在怀孕期间为什么会引起下肢静脉曲张?

 怀孕时子宫增大,会压迫下腔静脉,影响腿部的静脉血液回流,这是下肢静脉曲张的主要原因;另外一个原因是,怀孕时心脏的负担大大加重,静脉的血液回流障碍,造成下肢静脉曲张。

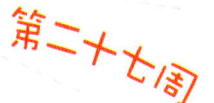 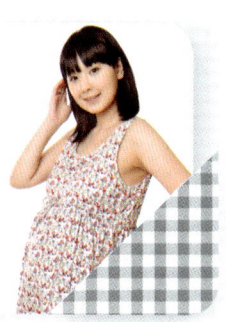

第二十七周
新一轮的不适

色彩有利于胎儿生长

本周的胎儿已经具有了微弱的视觉感应，准妈妈所在的环境对胎儿的健康发育都有一定的影响。有关医学实验证明，不同的颜色对人的情绪有着不一样的影响。例如长期在颜色较深的房间里生活的人，常常会感到心烦意乱、情绪烦躁和极易疲劳。而处在较淡的颜色环境中生活的人，时常表现出的性格是性情温和。

不同的色彩带给人的感觉不同。白色给人清洁、朴素、纯洁的感受。因此，准妈妈居住的卧室应以乳白、淡蓝、淡粉、淡绿等色调为主，能够给准妈妈带来清新温和的感觉。

众所周知，准妈妈的情绪直接影响胎儿的情绪和胎儿的性格。在日常工作中，如果准妈妈是在紧张、繁忙、技术性的工作环境中生活，那么准妈妈的家中应采用淡粉色、淡黄色布置，因为这些颜色不仅可以缓解准妈妈在工作中的疲劳，还能给人带来轻松、活跃、生机蓬勃的感觉。当准妈妈脱离单调乏味的工作环境，步入用以上色调布置的轻松、舒适的家时，身体的各项功能就能够得到有效的缓解，进而有利于胎儿健康的发育。

总之，胎儿身心健康的发育与准妈妈所处的色彩环境也有着密不可分的关系。本周准妈妈也要尽量让自己处在一种愉悦的环境和气氛中，享受孕育胎宝宝的幸福时光，同时这也为准妈妈将来生下快乐健康的胎宝宝打下良好的基础。

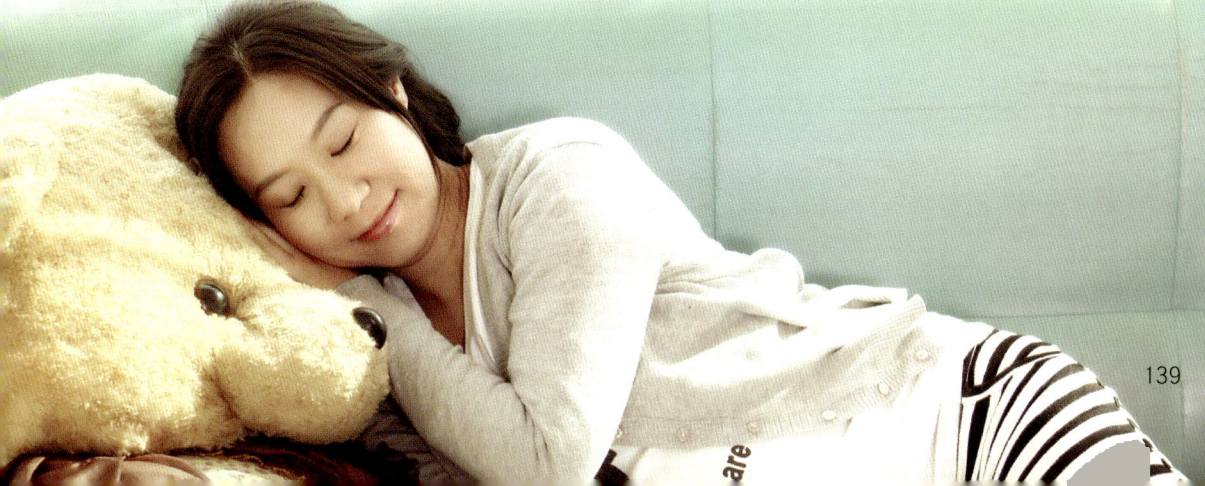

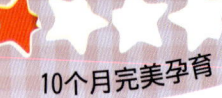

10个月完美孕育

预防妊娠高血压综合征

严重水肿就要去看医生了

妊娠高血压综合征主要症状有高血压、蛋白质尿液，严重的话会使母子都处于危险状态。前一阶段的症状主要是水肿，但要是除脚以外的全身都出现水肿，并且持续了较长时间，就要格外注意了。蛋白质尿液和高血压症状，要在定期的健康检查中留意，提早发现。妊娠高血压综合征分为孕23周前出现的早发型和孕23周之后出现的晚发型两种。早发型比晚发型更容易发展为严重症状，其恶化会使婴儿发育受到影响。

你容易患上妊娠高血压综合征吗

喜欢吃咸的食品；生活繁忙、高血压、多胞胎怀孕、怀孕前就有些发胖、经常食用甜食及含油脂多的食物。

辨别妊娠高血压综合征的要点

要点	轻度症状	
血压值	① 最高血压（收缩期）在140mmHg以上，不到160mmHg的情况 ② 怀孕后最高血压上升30mmHg以上的人 ③ 最低血压（扩张期）在90mmHg以上，不到110mmHg的情况 ④ 怀孕后最低血压上升15mmHg以上的人	最低血压（扩张期）在110mmHg以上的情况 最高血压（收缩期）在160mmHg以上的情况
蛋白质尿液	将24小时的尿液（24小时排出的所有尿液）用定量法判定，尿蛋白为0.2～1g/L	将24小时的尿液（24小时排出的所有尿液）用定量法判定。尿蛋白为2～4g/L
治疗	住院后平静地度过。症状改善后出院，在自己家中用饮食疗法进行治疗，避开剧烈的运动和盐分过多的饮食	直到分娩都在医院中平静地生活，进行控制热量和盐分的饮食疗法。也可以使用降血压药物进行治疗

预防妊娠高血压综合征的饮食

1. 一天最多摄取6克盐分。
2. 控制动物性油脂的食用。
3. 积极摄取钙、铁和叶酸以及维生素和矿物质。
4. 适度运动,像散步、体操等。

准妈妈远离便秘的苦恼

保持正常的饮食习惯

准妈妈一定要加强对早餐的重视,避免空腹喝牛奶,在食物方面应选择纤维素比较多的糙米、麦芽、全麦面包等,或者食用新鲜的水果蔬菜。忌食辛辣或者碳酸饮料等。

多喝水

准妈妈应保持补充适量的水,当人体中水分不足时,就会使便秘加重。如果身体中水分不足,粪便就无法形成。所以补充适量的水是减轻便秘的重要方法之一。

养成定时排便的习惯

当大脑受到信号产生排便意向时,应及时去解决,因为粪便长时间存于身体,容易造成排便不畅或者食欲减退,因此准妈妈应每天喝些白开水或者新鲜的脱脂牛奶来刺激人肠的蠕动。

保持充足的睡眠和适量的运动

孕中期的准妈妈在睡眠方面应注意睡眠的质量和睡眠的姿势,因为睡眠是减少疲劳最有效的方法。更为关键的是,疲劳减轻之后,准妈妈的精神会比较充沛,同时便秘的情况也会得到一定程度的缓解。

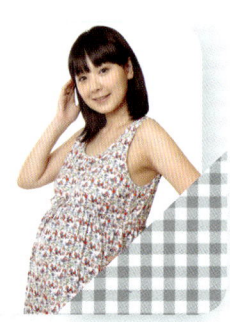

第二十八周
做个好梦吧，宝贝

多吃一些补脑食品

这个月是胎儿大脑开始形成的时期，准妈妈在这个时期应该注意从饮食中充分摄入对脑发育有促进作用的食品，如水果、核桃、芝麻、小米、玉米和海产品等，以促进胎儿脑组织的发育。

芝麻

芝麻，特别是黑芝麻，含有丰富的钙、磷、铁，同时含有19.7%的优质蛋白质和近十种重要的氨基酸，这些氨基酸都是构成脑神经细胞的主要成分。

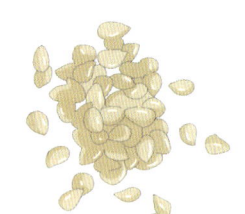

小米和玉米

营养学家研究，小米和玉米中蛋白质、脂肪、钙、胡萝卜素、维生素的含量是非常丰富的，是健脑和补脑的有益主食。

不过米和面在精制过程中，会使有益于大脑的成分丧失很多，剩下的基本就是碳水化合物了，碳水化合物在体内只能起到"燃料"作用。而大脑需要的是多种营养，所以久吃精白米和精白面不利于胎儿的大脑发育。

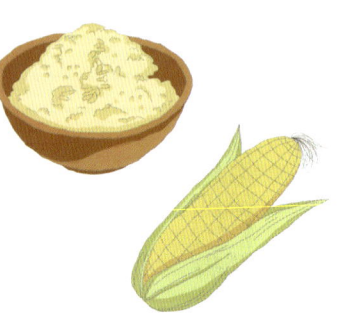

Q 核桃是不是吃得越多越好啊？

A 准妈妈在怀孕期间的确应该适当吃一点核桃等坚果类食品。但需要注意的是，核桃中的脂肪含量很高，吃得过多必然会因热量摄取过多造成身体发胖，进而影响孕妇正常的血糖、血脂和血压。

核桃

核桃的营养丰富，据测定，500克核桃相当于2.5千克鸡蛋或4.75千克牛奶的营养价值，特别对大脑神经细胞有益。

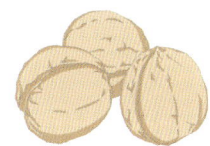

海产品

海产品可为人体提供易被吸收利用的钙、碘、磷、铁等微量元素和无机盐，对于大脑的生长、发育有着极高的效用。另外，多吃水果对大脑的发育也有很大的好处，水果为脑细胞的合成提供了大量的维生素。

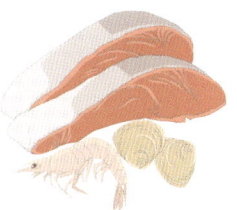

音乐胎教的选择

音乐的门类极多，并不是所有的音乐都能给胎儿身心健康带来裨益，不同类型的音乐能对人的心理行为产生不同的影响。

胎教音乐主要有两种：一种是给母亲听的，特点是优美、宁静、情绪安静；另外一种则是供胎儿欣赏的，以E调和C调为主，基调是轻松、活泼、明快，能较好地激发胎儿情绪反应。

胎儿和成人一样，也有自己独特的性格和气质，有的好动，有的好静，对这些不同性格的胎儿还应本着因材施教的原则，区别对待。目前市面上也有大量编辑成套的胎教音乐出售，父母可根据个人的喜好从中选择。下面介绍部分乐曲的大概分组及其所产生的作用，供读者参考。

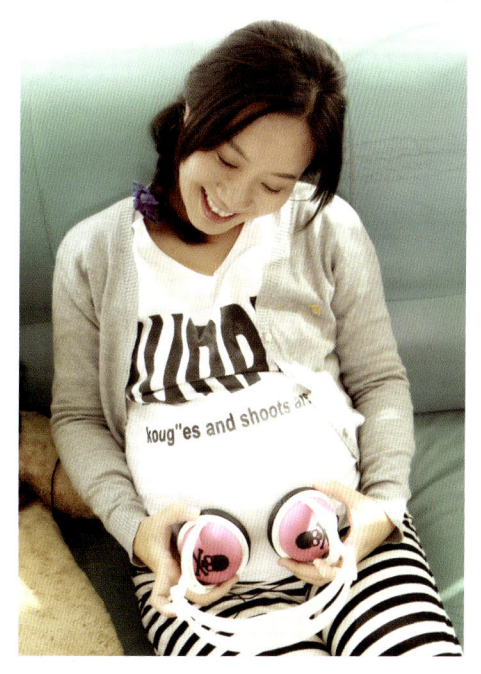

 怀孕后我的作息时间越来越乱了，该睡觉的时候睡不着，到吃饭的时间吃不下，请问这种状况会不会对胎儿有影响？我该怎样调整呢？

 怀孕时养成良好规律的作息时间，胎宝宝出生后，也会有规律地进行作息。所以，怀孕时也要早睡早起，白天尽量不要睡觉，习惯了就好了。另外，可以采取一些帮助入睡的办法，如入睡前喝杯热牛奶、用热水泡泡脚、听听轻音乐等。

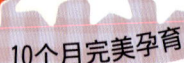

10个月完美孕育

分类	推荐曲目	作用
欢快明朗音乐	《江南好》 《春风得意》	听着这些曲子，心情自然而然就欢快起来了
平静放松音乐	《春江花月夜》 《塞上曲》 《小桃红》 《平沙落雁》 《喜洋洋》 《春天来了》 《春之声圆舞曲》	这类作品使人心情平静，仿佛看到春天穿着美丽的衣裳同我们欢聚在一起，其曲调优美酣畅、起伏跳跃，旋律轻盈优雅
消除疲劳音乐	《假日的海滩》 《锦上添花》 《矫健的步伐》 《水上音乐》	这类作品清丽柔美、抒情明朗，在疲劳的生活中多听听这些音乐，会让人舒适无比
催眠音乐	《二泉映月》 《渔舟唱晚》 《平湖秋月》 《军港之夜》 《仲夏夜之梦》	这些乐曲有着非常好的催眠效果
振奋精神音乐	《娱乐升平》 《步步高》 《狂欢》 《团结就是力量》	这类作品曲调激昂，旋律变动较快，引人向上，振奋精神
促进食欲音乐	《花好月圆》 《欢乐舞曲》	这些作品充满生活热情，令人心情愉快，食欲大增

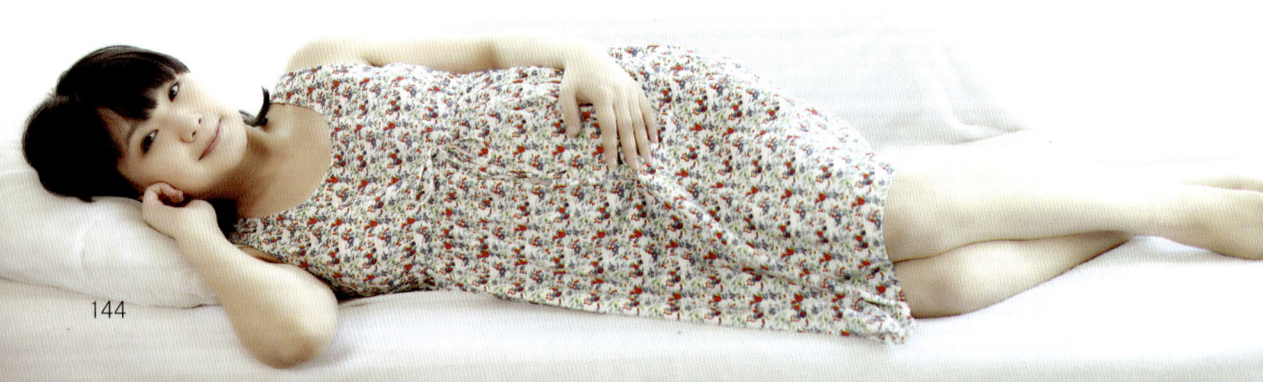

怀孕第七个月 肚子越来越大

准妈妈寄语

准妈妈妊娠记录

虽然对"妈妈"这个词还感到有些陌生……
闲着的时候，
我还是不敢相信我要成为妈妈了……

胎动越来越明显了：

给胎宝宝听的音乐：

现在我想吃的东西：

去哪里旅游呢：

我看了哪些书：

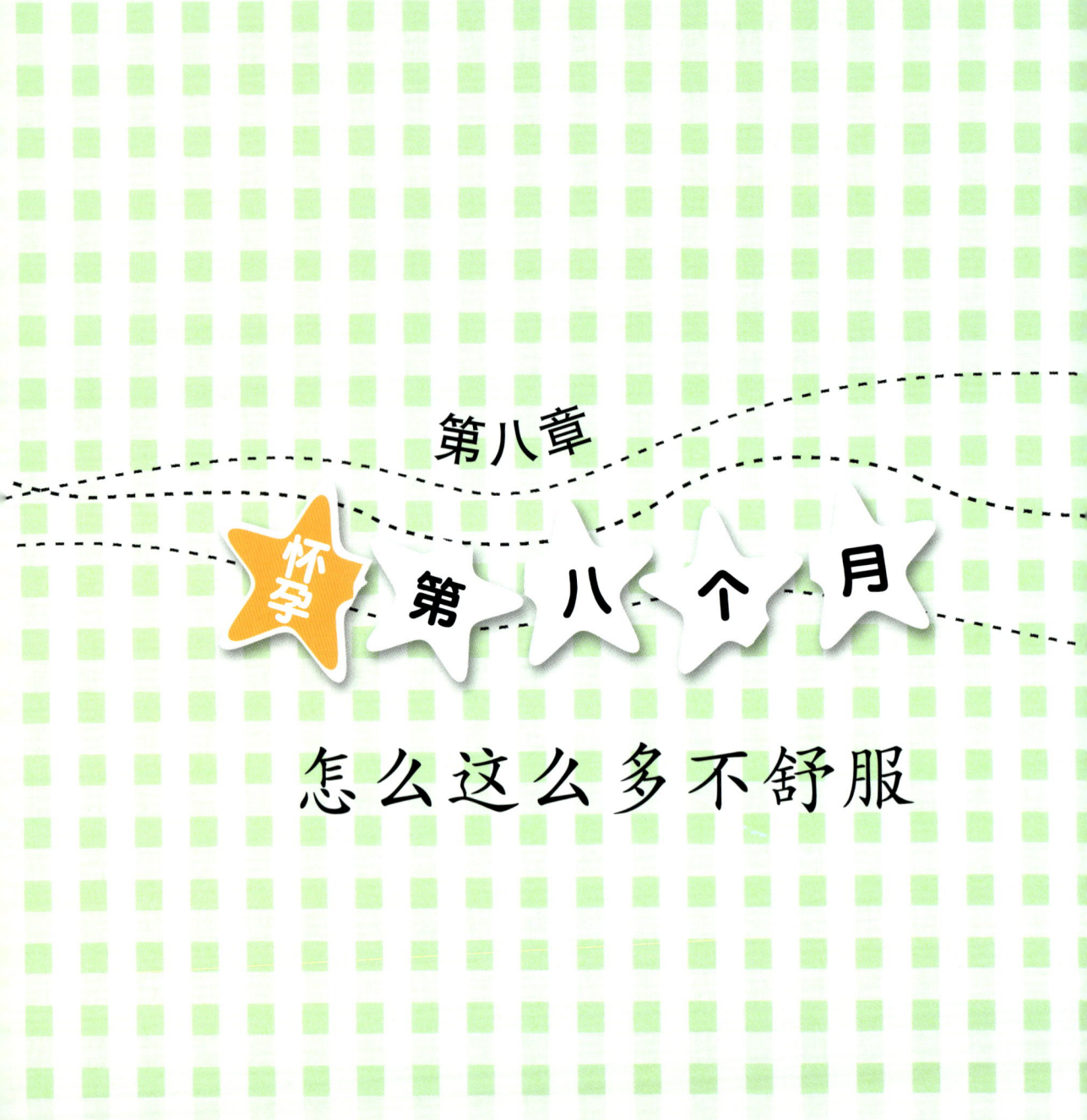

第八章

怀孕 第 八 个 月

怎么这么多不舒服

胎宝宝的成长发育 准妈妈的身体变化

准妈妈的变化

周数	变化
第二十九周：体重增加8.5～10千克	准妈妈会感到很容易疲劳，脚肿、痔疮、静脉曲张等症状也日趋明显。妊娠高血压综合征也往往开始有征兆
第三十周：呼吸变得困难	子宫向后压迫心脏和胃，引起心跳、气喘，或者感觉胃胀、缺乏食欲。准妈妈还会感到身体沉重，行走不便，经常感到腰背及下肢酸痛。如果准妈妈感到子宫收缩、腹痛或发胀，就要赶紧休息
第三十一周：出现腰痛，体重增加	准妈妈乳晕、外阴的肤色进一步加深，子宫的上升使胃部受压，有时可出现饭后消化不良的感觉。这时，心脏的负担明显加重，除腹部的妊娠纹已经相当明显外，有的人还会在面部出现皮肤黑斑或雀斑
第三十二周：体重快速增长	此时子宫底已上升到横膈膜处，准妈妈会感到越发的呼吸困难，喘不上气来，吃下食物后也总是觉得胃里不舒服。不用着急，马上就要熬到头了，情况很快会有所缓解

胎宝宝的变化

周数	变化
第二十九周：体重1.3千克左右	胎儿身长约37厘米。胎儿活动比较频繁，应该开始记录下每一次有规律的胎动，有的胎儿会用小手、小脚在你的肚子里又踢又打，也有的胎儿相对比较安静，并且胎儿的性格在此时已有所显现
第三十周：身长可达38厘米左右	胎儿面部胎毛开始脱落，皮肤深红色，有褶皱；以脑为主的神经系统及肺、胃、肾等脏器的发育近于成熟。但这时，胎儿的呼吸功能、胃肠功能、肝脏功能以及体温调节能力都较差，应避免早产
第三十一周：肺和消化器官的完全形成	胎儿主要的器官已初步发育完毕。男胎儿的睾丸还没有降下来，但女胎儿的小阴唇、阴核已清楚的凸起。神经系统进一步完善，胎动变得更加协调而且多样了，不仅会手舞足蹈，还能转身了
第三十二周：身长42厘米左右	这周胎儿的眼睛时开时闭，他大概已经能看到子宫里面的景象，现在胎儿周围大约有850毫升的羊水，但随着胎儿的增大，他在子宫里的活动空间越来越小了，胎动也有所减少

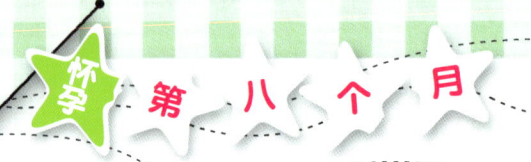

怀孕第八个月

本月大事记

- 准妈妈要保证均衡的营养，注意钙、铁、蛋白质、维生素等的摄入。
- 妊娠纹明显多了，有的准妈妈脸上开始出现褐斑或雀斑，多在颜面部位，如耳朵、口周、额头等处的皮肤。
- 要提防胎儿早产。
- 少量多餐，并在睡觉前喝一杯牛奶。
- 在孕晚期，每周的体重增加不超过500克都是正常的。
- 这个月胎宝宝能够根据爸爸妈妈声音的强弱感知他们的情绪。
- 准妈妈可以找一些有意义的儿童故事读给胎宝宝听。
- 在孕晚期，准妈妈要更重视胎心监测。

本月细节备忘

- 为了保证胎宝宝的健康成长和维护准妈妈自身的健康，准妈妈在起立行走方面应注意。
- 准妈妈要保证生活的规律，不要长时间看电视和上网。
- 不要长时间保持同一个姿势。
- 不要过分刺激乳头与腹部，不要进行可能会对腹部造成冲击和震动的运动，以避免引起早产。
- 睡眠不好可以在脚下垫一个枕头。

准爸爸必修课

- 孕晚期应该停止性生活。
- 要多抽时间陪在准妈妈身边，照顾她，提醒她要做的事。
- 准爸爸要消除准妈妈的紧张感，缓解准妈妈的身体不适。
- 保证准妈妈的睡眠与休息时间，并鼓励她做适当的活动。

本月孕期检查

这个月要进行两次常规的孕期检查。为了评估患有妊娠高血压综合征的可能性，要进行一次尿蛋白检查。如果从小便中检查出蛋白或一天里水肿始终不消的话，患有妊娠高血压综合征的可能性就比较大。

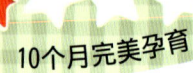

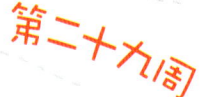

远离妊娠高血压综合征

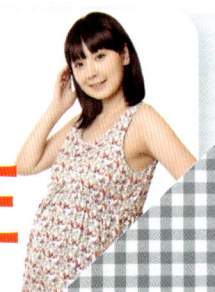

孕晚期正确认识假宫缩

宫缩	出现时间	持续时间	子宫颈状态	疼痛感
真宫缩	临产前	初期间隔时间大约是10分钟一次，随后阵痛的持续时间逐渐延长，至40～60秒钟	子宫颈口张开	阵阵疼痛向下腹扩散，有腰酸或排便感。开始宫缩的疼痛有的产妇是在腹部，有的产妇感觉在腰部。其实不强烈的宫缩可以没有感觉或者与来月经时的小腹疼痛一样。疼痛的强弱也因人而异
假宫缩	分娩前数周	持续的时间短	经数小时后又停止，不能使子宫颈口张开	不会有疼痛感

Q 我打算做剖宫产，听说会很疼，还要打点滴，排气也疼，请问要住几天院?

A 需要打麻药，准妈妈睡着后感觉不到疼痛，相比最初宫缩时的痛，剖宫根本不算什么，恢复快的准妈妈一周以内便可出院。

保持轻松的情绪

由于怀孕8个月的时候，胎儿区别声音强弱的神经已经完全，即使不知道言语中的意思，也能敏感地感受到母亲的情绪。当准妈妈感到不安或处于不愉快的激动状态时，体内会释放出肾上腺素。肾上腺素会导致心脏快速跳动，如果肾上腺素经由脐带传递给胎儿，可能会到达胎儿的脑部。结果，胎儿也会处于受压力冲击的状态。所以，准妈妈应随时调整心态，保持愉快、轻松的心情，以传达给胎儿良好的信息，促进胎儿身心和智力的发育。

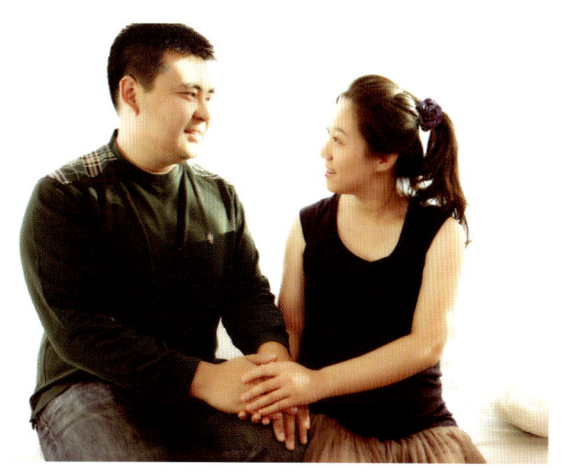

合理使用补品

人参、桂圆、鹿茸、蜂王浆等都属于补品，有些准妈妈为了胎儿大脑的发育，大量食用。其实，补品是不可滥用的，用多了往往会起到相反的作用，可能造成流产或死胎。女性怀孕后身体出现一系列的生理变化，如内分泌旺盛、血流量增加、心脏负担加重、胃肠功能不好等，这也就是"阳常不足，阴常有余"的道理。特别是人参，准妈妈服用易导致气盛阴耗，阴虚火旺，会加重妊娠呕吐、水肿和妊娠高血压综合征等。准妈妈妊娠后期原本就很容易出现水肿、妊娠高血压综合征等症状，而人参有抗利尿的作用，会使钠滞留而减少排尿，导致羊水过多，这些都可引起阴道流血、流产或死胎。有些准妈妈发生先兆流产就是因为服用了人参、桂圆等补品引起的。

桂圆也要少用或不用，就连鹿茸、鹿胎膏、鹿角胶等温热大补之品在怀孕期间也不宜使用。准妈妈适宜的补品就是饮食中的蛋白质、维生素、微量元素。只要日常饮食全面、营养充足，准妈妈是不需要使用大补之品的。

Q 有人对我说，怀孕不能吃鸡，因为鸡是化胎的，这样的说法是正确的吗？

A 没什么道理，请不必担心。鸡肉含有丰富的营养物质，鸡汤也是滋补品，可以适当吃。

提早防范新生儿溶血症

新生儿溶血症指的是胎儿或新生儿与母亲的血型不合，当母体产生的抗体通过胎盘进入胎儿体内，随即引起的一系列不良反应。

妇女妊娠期间，胎儿红细胞通过胎盘漏出，进入母亲血循环，尤其可能在分娩时刻发生。这种状况所引发的直接后果则是：激发母体对Rh因子产生抗体。在其后的妊娠过程中，这些抗体再通过胎盘进入胎儿体内，吞噬胎儿的正常红细胞，继而阻碍它们的造血功能。新生儿患溶血症时的并发症状有黄疸、贫血、肝脾肿大、胆红素脑病、发热等。

为了及早发现新生儿溶血症的隐患，并从源头上遏制其进一步朝有害方向发展，目前我国已经研制出一套较为完善的预防监测手段：

首先，准妈妈进行第一次产前检查时，无一例外都要进行Rh血型分型，如发现其是Rh阴性血型，下一步就要对其丈夫和胎儿的血型分析了。当母亲血型为Rh阴性，父亲为Rh阳性，而胎儿的血型呈Rh阳性时，则发生Rh血型不合的概率较大。

一旦丈夫被检测出Rh阳性，通常应当在怀孕18～20周和26～27周两个阶段，再度进行Rh抗体定量测定，这对尚未发病的高危准妈妈是很有帮助的。

如果医生发现了处在危险边缘的定量值，那么应当会提示准妈妈，在孕28周以后，每隔两周抽取羊水样本，测定其中胆红素值。如果该准妈妈已对Rh因子致敏，一般情况下她应当被要求在孕26～30周时做羊膜穿刺检测，以便及时采取应对措施。

这种孕期检测可能出现两种结果：其一，羊水中的胆红素值在正常水平，这样准妈妈就可以继续妊娠直至足月分娩；其二，胆红素值升高，如此则应每隔10～14天进行一次宫腔内输血，直至妊娠终止。

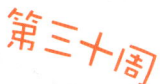 怀孕第八个月 怎么这么多不舒服

第三十周
肚子胀胀的

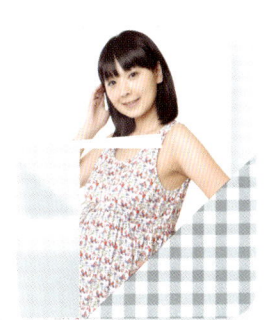

长痔疮怎么办

怀孕前没有痔疮的准妈妈

怀孕前没有痔疮的准妈妈，在怀孕后也不要麻痹大意，一样要做好预防：

1. 首先要养成良好的饮食习惯，在此基础上，可以每天早晚进行一次提肛运动，每次30下，有助于肛周组织的血液循环，可以避免痔疮的发生。要保持肛周的清洁，每晚进行局部洗浴，可以避免肛周皮肤褶皱区滋长细菌而发生感染，同时做到生活规律，养成良好的排便习惯，不崇尚"厕所文化"，如厕时不读书看报。

2. 少量多次地饮水，多吃水果和新鲜的蔬菜，尤其是富含粗纤维的蔬菜、水果。辣椒、胡椒、生姜、大蒜、大葱等刺激性食物尽量少吃。准妈妈别老坐着，应适当运动，以促进肛门直肠部位的血液回流。三餐饮食正常，特别是早餐一定要吃，避免空腹，并多吃含纤维素多的食物，比如糙米、麦芽、全麦面包、牛奶。

3. 多活动可增强胃肠蠕动，另外，睡眠充足、心情愉快、精神压力得到缓解等都是减轻便秘的好方法。

4. 孕期痔疮重在预防和自我调节，正确地坐、立，改善饮食及调养方法可有效缓解症状，安全度过孕期。

Q 我排便时有少量出血，是怎么回事？

A 　　排便带血的原因是很多的，常见的有肛裂、痔疮及直肠息肉等。偶尔出现一次不必紧张，可继续观察，多食蔬菜、水果，避免便秘。

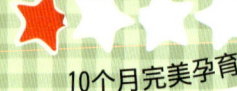

10个月完美孕育

孕前已经有痔疮的准妈妈

如果准妈妈在孕前已经出现了痔疮，一定不要让症状再进一步扩大。

1 合理饮食，不要暴饮暴食，以免造成直肠的压力过重，可以少量多餐，避免吃辛辣及酸性等刺激性食物。不要吃过精过细的食物，因为精粮会造成便中的残渣过少及便质发黏，导致便秘。

2 一旦有便意的时候，就尽快去厕所排便。因为粪便在体内积存久了，不但造成排便不易，也会影响食欲。建议有便秘问题的准妈妈每天多喝凉开水或牛奶刺激大肠蠕动，或是早晨起床后马上喝一杯凉开水或牛奶，这都是帮助排便的好方法。

3 注意局部清洁。坚持进行局部洗浴，并按摩肛周组织3～4分钟，以加快血液循环。

4 孕期避免坐沙发，并避免在电脑前久坐不起。

5 练习肛门收缩，每天有意识地进行3～5次提肛，可以加强肛周组织的收缩力，改善淤血状况。

怀孕的过程是非常辛苦的，常常会伴有许多不适，准妈妈要掌握正确的方法来避免或减轻这些不适，顺利度过妊娠期。

不要自行滥用刺激性的药物，如麝香、冰片、益母贴、止血剂。如症状加重一定要及时到正规医院的肛肠门诊就医，在医生的指导下使用对胎儿没有影响的药物，不要擅自处理或是轻信广告所说的无痛激光治疗，以免影响胎儿的健康。

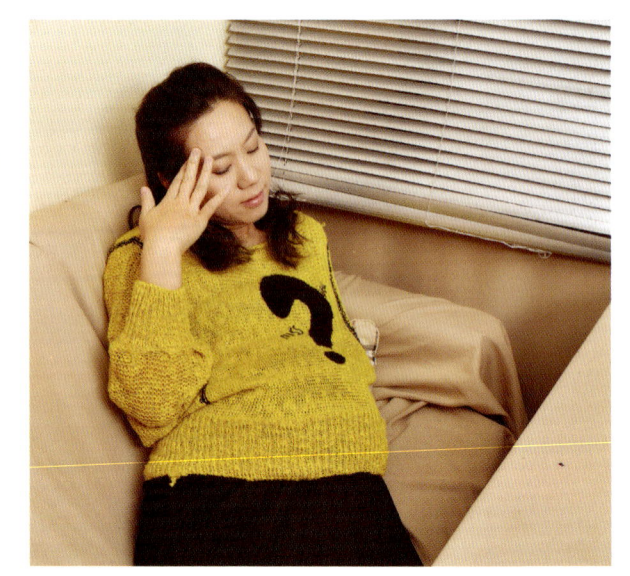

Q 为什么孕期容易生痔疮？

A 怀孕中期至末期孕妇很容易生痔疮，这是孕期血液循环量增加造成直肠、阴道血管的扩张，加上日益增大的子宫所造成的压力所致。

耻骨疼痛

妊娠后在激素的作用下骨盆关节的韧带松弛，耻骨联合之间的缝隙可加宽0.3~0.4厘米，使骨盆容积在分娩时略有增加，便于胎头通过，这是正常现象。如果韧带松弛超过了限度，耻骨间隙能够插进指尖，说明耻骨联合分离，就不正常了。有时并发纤维软骨炎，往往痛得很厉害，这种现象多出现在怀孕最后1~2个月。

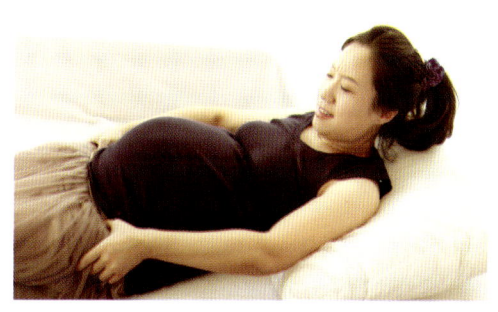

出现这种情况，一定要让准妈妈减少活动甚至卧床休息直到分娩，临近产期时估计胎儿大小，正常大小的胎儿可从阴道分娩，但要避免使用产钳、胎头吸引器等助产手术，以免加重分离。如果胎儿过大，或骨盆狭窄则应考虑剖宫产。产后激素作用消退，韧带张力逐渐恢复，产妇仍要卧床1~2个月才能正常活动。另外，用弹性腹带或弹性绷带固定骨盆可有所帮助。

注意仰卧综合征

准妈妈在妊娠晚期常愿意仰卧，但长时间仰卧，很容易出现心慌、气短、出汗、头晕等症状，如将仰卧位改为左侧卧或半卧位，这些现象将会消失，这就是仰卧综合征，也称低血压综合征。这是由于准妈妈在仰卧时，增大的子宫压迫下腔静脉及腹主动脉，下腔静脉可完全被压扁长达6~8厘米，血液只能从较小的椎旁静脉、无名静脉回流。回流不畅，回心血量减少，心脏向全身输出血量也就随之减少，于是血压下降并出现上述一系列症状。

仰卧综合征的发生不仅影响准妈妈生理功能，对胎儿也有危害。心脏输出排血量减少，腹主动脉受压引起的子宫动脉压力减小，都直接关系着胎盘血液供应，对胎儿供氧不足，很快就会出现胎心或快或慢或不规律，胎心监测可显示胎心率异常的图形，以及羊水污染、胎儿血有酸中毒变化等宫内窘迫的表现，甚至带来不幸后果。

Q 孕30周，我的耻骨联合最近开始疼，这正常吗？

A 孕晚期耻骨联合异常疼是正常的。还是听大夫的，现在多休息多卧床，怀孕晚期主要是胎儿发育大脑和提升免疫力的时候。

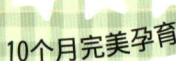

第三十一周
越来越沉重

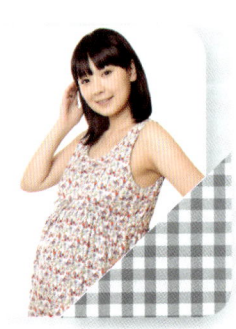

什么是骨盆测量

胎儿从母体娩出时必经骨盆，盆骨径线大小直接影响分娩的顺利与否。因此，在妊娠30周左右应进行骨盆测量。骨盆像一个无底的盆子，有入口、中腔、出口三个平面，产科医生主要通过阴道触摸来测量骨盆三个平面的径线。

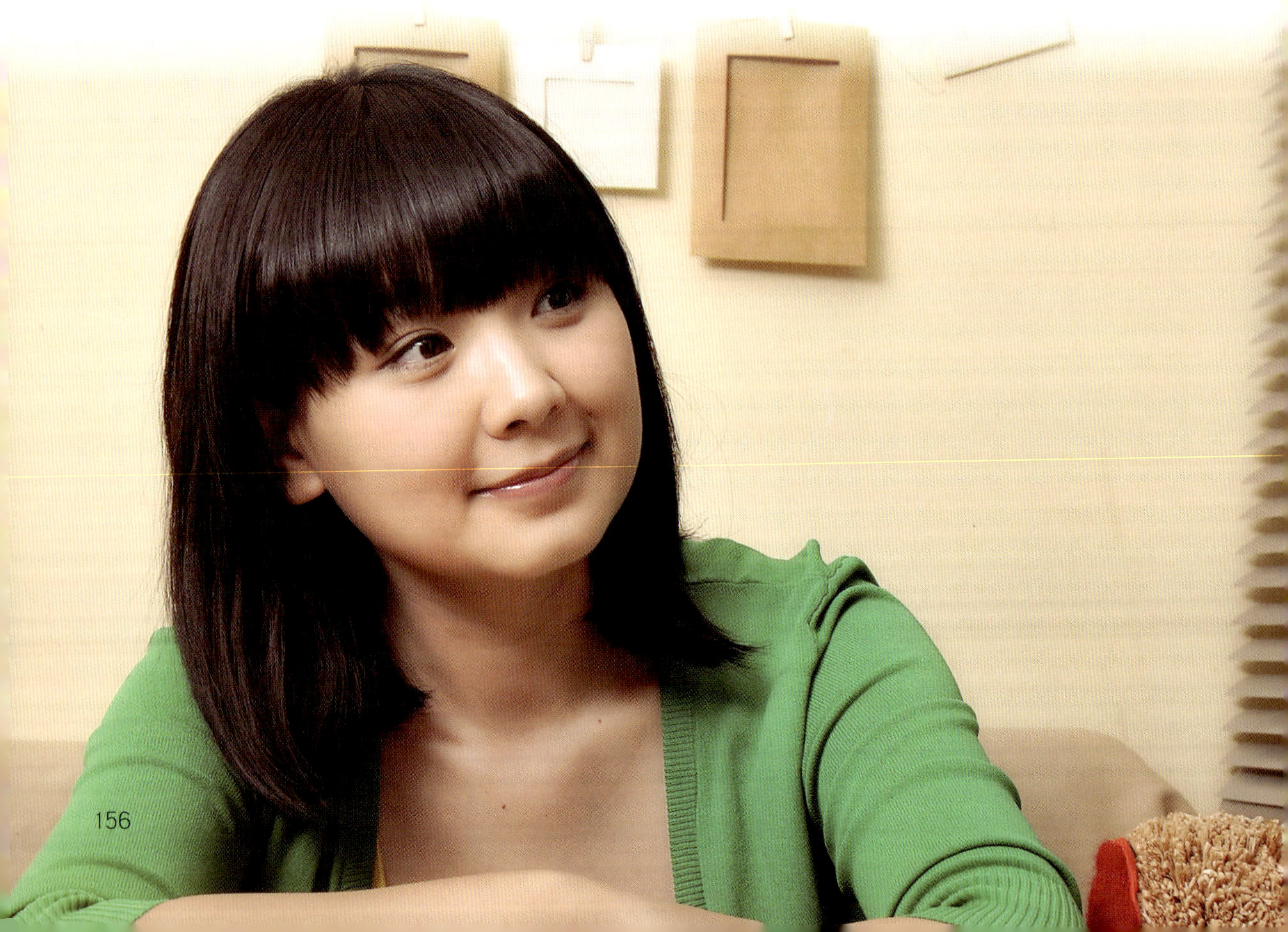

尿频怎么办

怀孕初期与后期尿频比较明显的原因

女性的子宫位于小骨盆的中央,前面是膀胱,后面是直肠,子宫体可随膀胱和直肠的充盈程度不同而改变位置。通常膀胱贮尿400毫升时才有尿意,约4小时排尿一次。

妊娠早期,子宫体增大又未升入腹腔,在盆腔中占据大部分空间,将膀胱向上推移,刺激膀胱,引起尿频。到了孕期的第4个月,由于子宫出了骨盆腔进入腹腔中,因此症状就会慢慢地减缓,但是,进入怀孕后期,大约38周,由于胎头下降,使得子宫再次重回骨盆腔内,尿频的症状就又变得较明显,甚至有时会发生漏尿。

缓解尿频的方法

准妈妈要缓解孕期尿频现象,可从日常生活和饮水量改变做起。也就是说,平时要适量补充水分,但不要过量或大量喝水。外出时,若有尿意,一定要上厕所,尽量不要憋尿,以免造成膀胱发炎或细菌感染。另外,准妈妈要了解尿频是孕期很正常的生理现象,忍耐力自然会增强。

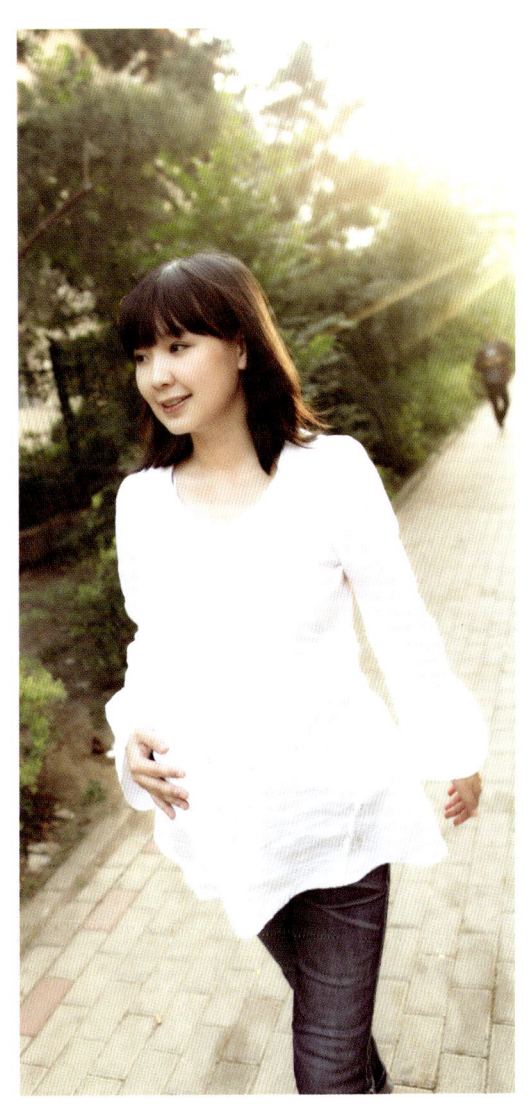

 我怀孕31周,尿频,正常吗?

 孕晚期发生尿频是很正常的。到了怀孕晚期,有将近80%的孕妇为尿频困扰,晚上会经常起床跑厕所,因而严重影响了睡眠质量。

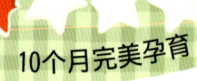
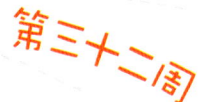
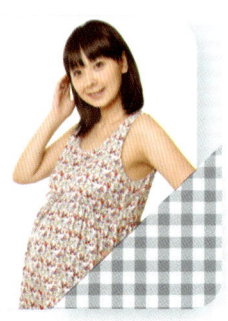

圆润可爱的小宝贝

当心胎宝宝提前来报到

每个怀孕的准妈妈都希望自己的小胎宝宝在焦急的等待之后，按时来到这个世界。但是，有的小胎宝宝尚未足月，就提前来报到了。睡眠不好、劳累、食欲旺盛，平常人倒没事，准妈妈可就麻烦了，对于快要临产的准妈妈来说要格外小心，可别让胎宝宝"提前报到"。

早产是指准妈妈在妊娠28～37周分娩。这时的胎宝宝还未发育成熟，皮肤红嫩红嫩的，皮下脂肪少，各个脏器功能都不完善，呼吸也不规则，四肢肌肉疲软无力，体重也轻，因而生命力很弱，必须进行特殊照料。护理上稍有不当，便容易使准妈妈多少个日夜"苦心经营"的"爱果"出现包括肺部感染在内的各种危及生命的症状，且这些高危因素还极易导致脑损伤。因此，预防早产极为重要。约30%的早产无明显原因。常见诱因有：

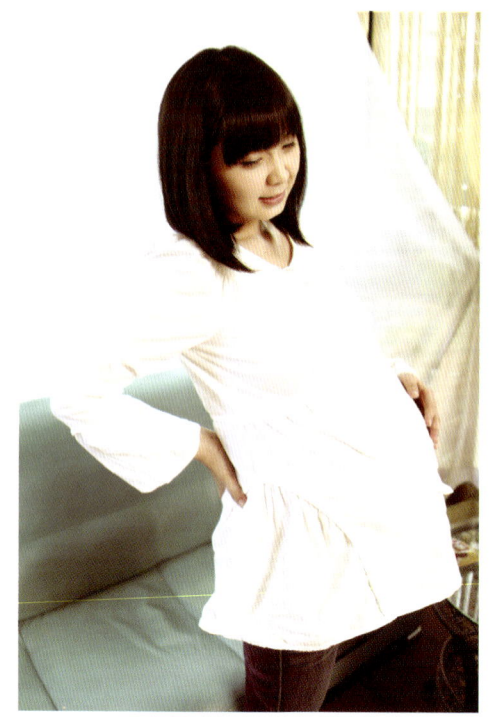

 怀孕后，是不是睡得越多越好？

 孕妇不能过于贪睡，否则容易引起体内热量蓄积，只有那些有先兆流产、先兆早产、胎盘位置异常，医生建议进行保胎治疗者，才被限制活动，最好在床上休息。

准妈妈方面

1. 并发子宫畸形（如双角子宫、纵隔子宫）、子宫颈松弛、子宫肌瘤。

2. 并发急性或慢性疾病，如病毒性肝炎、急性肾炎或肾盂肾炎、急性阑尾炎、病毒性肺炎、高热、风疹等急性疾病；心脏病、糖尿病、严重贫血、甲状腺功能亢进、原发性高血压病、无症状菌尿等慢性疾病。

3. 并发妊娠高血压综合征。

4. 吸烟、吸毒、酒精中毒、重度营养不良。

5. 其他，如长途旅行、气候变换、居住高原地带、家庭迁移、情绪剧烈波动等精神体力负担；腹部直接撞击、创伤、性交或手术操作刺激等。

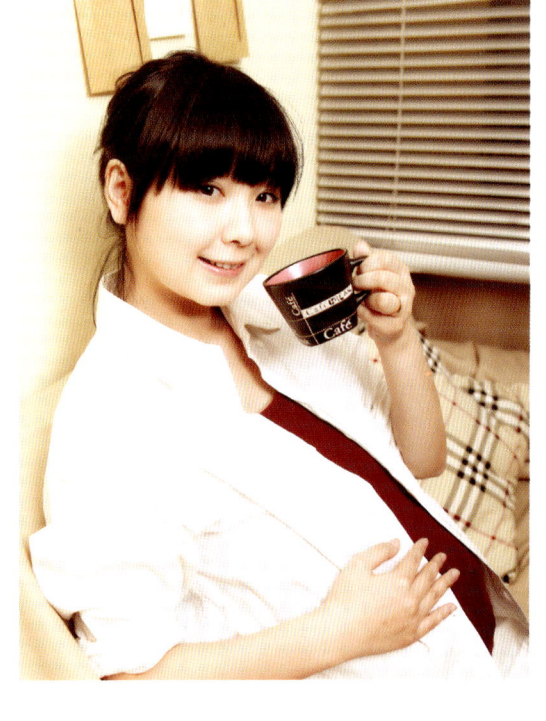

胎儿胎盘方面

1. 胎盘前置和胎盘早期剥离。

2. 羊水过多或过少、多胎妊娠。

3. 胎儿畸形、胎死宫内、胎位异常。

4. 胎膜早破、绒毛膜羊膜炎。

准妈妈在发生早产之前7天内，尤其是发生前24小时，子宫收缩的次数会增加。因此在子宫收缩次数明显增加，而卧床休息也无济于事的时候，应快速与医护人员联络或去医院就诊。

另外有些准妈妈在发生早产前，会出现下腹胀痛、下坠感，像月经来潮时的胀痛或痉挛腰酸、阴道分泌物增加甚至出血的症状，千万不可麻痹大意。这些症状都是在子宫规则收缩发生早产之前常见的警讯，应该尽快处置。除了服用安胎的药物之外，准妈妈在就诊之前或安胎治疗出院后，仍应多卧床休息，早晚最少各卧床1小时。尽量左侧躺，但以舒适为原则，视情况需要增加卧床时间及次数。若有早期破水、子宫颈扩张或羊膜膨出至子宫颈或阴道的现象均应住院治疗。预防早产，准妈妈要心情愉快轻松，饮食要清淡、不油腻；避免高糖食品，在选择水果时应尽量选择含糖量低的水果，千万不要无限量吃西瓜等高糖分水果；选择宽松的孕妇装；每天洗澡，洗澡水的温度不要太高，洗澡时间也不要太长。

脐带绕颈并不可怕

脐带绕颈是因为胎儿在子宫内活动空间稍大，脐带就会像绳索一样悬浮在宫内，在胎儿进行活动时将胎儿的肢体以及颈部进行缠绕。但是一旦缠绕过紧，就会发生胎死宫内的悲剧。如果脐带比较长，并且只是轻微缠绕着胎儿，那么对胎儿就没有什么不利影响。即便出现脐带绕颈的情况，准妈妈也不必过于惊慌。在这种情况下，准妈妈可以根据数胎动的次数来判断胎宝宝在腹内的情况。准妈妈需要在早晚各测试一个小时，如果胎动的次数总和乘以4得出的结论是12小时的胎动总数，而胎动的总数也大于20次，那么这说明胎宝宝一切都很正常。但如果12个小时的胎动少于10次，或者每个小时胎动都少于3次，这个时候准妈妈一定要及时找医生处理。

做好乳房保健

从这时起，做哺乳的准备，开始乳头的保养。为了做到有备无患，这时可制订出必需的育儿用品和产妇用品的计划，并开始一点点地做准备。

这个时期孕妇要加强对乳房的保养，因为这时如果乳房保养不好，将不利于哺育时乳汁分泌，所以，孕妇要采取各种方法护理好乳房。

怀孕以后，乳房明显增大。这时孕妇应选用大小适宜的胸罩，将变大的乳房托起。胸罩应随妊娠月份随时更换、调整。有些孕妇嫌麻烦不愿更换胸罩，有的则担心乳房太大影响美观，而将大的乳房紧紧包裹在小的胸罩内，甚至穿紧身内衣束缚胸部。这样乳房的血液供应受到阻碍，易导致乳房发育不良、乳汁分泌减少而产后少奶、缺奶。

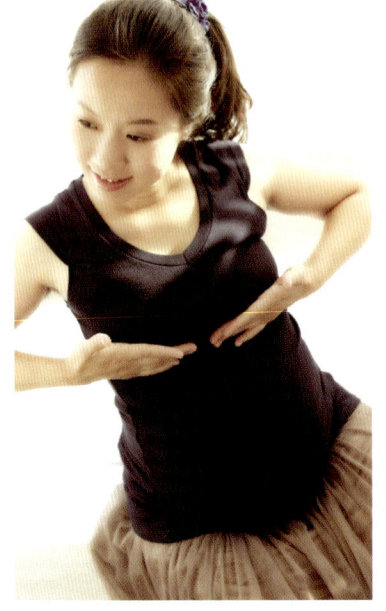

也有些孕妇干脆不戴胸罩，任乳房自然悬垂，以为这样便不会压迫乳房而影响乳房的发育，其实这种观念是不对的。因为失去胸罩的固定和支持，那么增大的乳房就会因重力作用而向下垂坠，乳房上半部的腺体受到牵拉，发育不好；下半部则受压而造成腺体扭曲，腺泡细小。乳房的悬垂还会引起淋巴和静脉回流障碍。胸罩的质料以柔软的棉布为好。

怀孕第八个月　怎么这么多不舒服

准妈妈寄语

准妈妈妊娠记录

如果说孩子的模样长得像父母，
那么可以说孩子的习性也会像父母的。
想要一个你所希望的孩子吗?
请自己先成为榜样。

我的体重：

我的腰围：

腰痛怎么办：

我想象中生胎宝宝当天的情景：

有了孩子以后我会怎么样呢：

第九章

怀孕 第九个月

万分期待

胎宝宝的成长发育 准妈妈的身体变化

准妈妈的变化

周数	变化
第三十三周：体重增加10~12千克	此阶段准妈妈食欲因胃部不适也有所下降，阴道分泌物增多，排尿次数也增多。因胎儿出生后吃奶的劲很大，容易咬伤妈妈乳头，所以从现在起就要做好准备，平时多按摩乳头，每天要清洗，为以后给婴儿哺乳做准备
第三十四周：感受到胎儿下坠	不少人偶尔有轻微的子宫收缩感，这不是真正临产前的宫缩，不必在意。此时，准妈妈对分娩的恐惧和身体巨大变化使情绪变得不稳，离分娩只剩下一个月时间了，准妈妈应保持心态平和，同时要保证充足的睡眠。
第三十五周：体重会增加11~13千克	此时胎儿的头部已降入骨盆，紧压在准妈妈的子宫颈口，所以要小心活动，避免长期站立。此外还要加大水分的摄入量，因为母体和胎儿都需要大量水分。即使腿脚肿得已经很厉害了，也不要限制喝水
第三十六周：胎动感觉明显减少	准妈妈此时会觉得腹坠腰酸，骨盆后部附近的肌肉和韧带变得麻木，甚至有一种牵拉式的疼痛，使行动变得更为艰难。日益临近的分娩会使你感到紧张，此时要多和丈夫、亲人聊一聊，缓解一下自己内心的压力

胎宝宝的变化

周数	变化
第三十三周：胎儿体重会增加到2千克左右	全身的皮下脂肪更加丰富，皱纹减少，现在胎动的次数会比原来少，动作也会减弱。现在，胎儿出了肺部之外，其他器官的发育都基本上接近尾声，为了活动肺部，胎儿通过吞吐羊水的方法进行呼吸练习
第三十四周：胎儿的体重达到2.3千克	有的胎儿头部已经开始降入骨盆，且胎儿的生殖器官发育也近成熟。有的胎儿已长出了一头胎发，也有的头发稀少，前者并不意味着将来胎宝宝头发就一定浓密，后者也不意味着将来胎宝宝头发就一定稀疏，所以不必太在意
第三十五周：体重约2.5千克，身长约45厘米	此时胎儿身体已经转为头位，头部已进入盆骨。这时候应该时刻关注胎宝宝的位置，胎儿的头骨现在还很柔软，而且每块骨之间还留有空间，这是为了在分娩时使胎儿的头部能够顺利通过狭窄的产道
第三十六周：体重约2.75千克，身长约46厘米	皮下脂肪开始增多，皮下皱褶变少，身体较以前丰润。肤色淡红，生命力明显增强。胎儿此时肺脏和胃肠的功能也都很发达，已具备了呼吸能力，并有啼哭、吮吸和吞奶能力。如胎儿可在宫内吞咽羊水，又能将消化道分泌物及尿排泄在羊水里

本月大事记

· 还在上班的准妈妈，在这个月末就要考虑休产假了。

· 胎动每12小时在30次左右为正常，如果胎动少于20次预示胎儿可能缺氧，少于10次胎儿有生命危险。

· 发现出血，或出现周期性腹痛、剧烈腹痛、羊水破裂（阴道有大量液体流出）等情况，应该尽快去医院。

· 准妈妈这时就要开始做胎宝宝出生后的准备了。

· 在孕晚期要重视维生素的摄入。

· 适当地为胎宝宝进行音乐胎教、语言胎教、抚摩胎教等多种胎教。

· 准妈妈要保持幸福、愉快、平静的心态，只要良好的精神状态对胎宝宝来说才是最好的。

本月细节备忘

· 孕晚期是阴道感染的高发期。

· 避免单独外出，更不要外出太久。

· 要控制好体重，可参与一些轻微的运动。

· 晚间要注意提高睡眠的质量，睡得越深沉越好，如果夜间醒过几次，最好第二天早上晚起2小时左右。

· 不要害怕分娩。分娩几乎是所有女性都要经历的事，并且在现代的医疗条件下，绝大多数女性的分娩过程都比较顺利。

准爸爸必修课

- 消除产前焦虑,这需要准爸爸和准妈妈的共同努力。
- 准爸爸要学习分娩的相关知识,首先要消除自己的紧张情绪,才能消除准妈妈的紧张情绪。
- 准爸爸要把自己的工作安排好,在此阶段尽量不要安排出差。
- 提前为妻子准备好分娩的必需用品。
- 准爸爸要和准妈妈讨论照顾胎宝宝的事情,安排好分娩后的生活。
- 准爸爸要联系几个可以在紧急情况得到他们帮助的人,以备不时之需。

本月孕期检查

本月要进行两次孕期检查,除了常规检查外,医生会建议准妈妈开始着手进行分娩前的准备工作。

为了给分娩出血做准备,要进行血红蛋白检查,还要进行阴道分泌物涂片检查,这是为了对细菌性阴道炎和滴虫性阴道炎进行诊断,如果发现异常,要及时治疗,或者在分娩时采用剖宫产,以免感染新生儿。

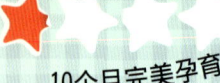

10个月完美孕育

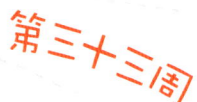

第三十三周

东西准备好了吗

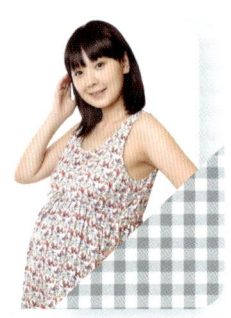

国家规定的产假休息时间

物品	要求
《中华人民共和国劳动法》	第六十二条　女职工生育享受不少于90天的产假
《中华人民共和国母婴保健法实施办法》	第三十条　妇女享有国家规定的产假。有不满1周岁婴儿的妇女，所在单位应当在劳动时间内为其安排一定的哺乳时间
《女职工劳动保护规定》	第七条　第三款　怀孕的女职工，在劳动时间内进行产前检查，应当算作劳动时间。 第八条　女职工产假为90天，其中产前休假15天。难产的，增加产假15天。多胞胎生育的，每多生1个婴儿，增加产假15天。女职工怀孕流产的，其所在单位应当根据医务部门的证明，给予一定时间的休假。 第九条　有不满1周岁婴儿的女职工，其所在单位应当在每班劳动时间内给予其两次哺乳（含人工喂养）时间，每次30分钟。多胞胎生育的，每多哺乳1个婴儿，每次哺乳时间增加30分钟。女职工每班劳动时间内的两次哺乳时间，可以合并使用，哺乳时间和在本单位内哺乳往返途中的时间，算作劳动时间

 越到要生的时候，越是感觉心里很乱，怎么办？

 　　很多孕妇产前都会准备分娩用品、休产假、办理证件等，其实这些忙碌只会增加你的不良情绪。你可以多做一些让自己感觉愉快的事情，比如看看小说，尝尝美食，散散步，这样有利于帮助缓解你的紧张情绪。至于产前的忙碌可以交给家人。

胎宝宝专属物品清单

物品	要求	数量
喂养用品	奶嘴 奶瓶 奶瓶刷 奶粉	2个 2个 1个 1罐
衣着用品	衬衣（纯棉） 连袜裤（纯棉） 棉衣（纯棉） 袜子（纯棉）	3件 2件 2件 2双
尿布	传统尿布（可用浅色旧棉布做） 纸尿裤（市场有售）	各15块，共30块
床及床上用品	床（可移动、栅栏较高的小床） 被子、褥子（不要太厚） 毛巾被 小棉垫	1张 各2床 1条 1条
盥洗用品	澡盆 脸盆 大浴巾 小方毛巾 胎宝宝香皂 痱子粉	1个 1个 1条 3条 3条 1盒
药品和医疗器械	75%酒精 2%碘酒（处理脐部及一般伤口） 消毒纱布 绷带 消毒棉签 体温表 镊子（用以钳棉花和奶瓶）	1小瓶 1小瓶 1盒 5~10块 1卷 1支 2把

提前确定到哪家医院分娩

妇幼保健院更专业

专业妇幼保健院的医师面对的就诊群体相对比较单一，就诊群体大多数是孕产妇。因此，一些中型妇幼保健院所配置的产科医疗器械比一般大型的综合医院会更齐全。如孕期的B超检查、唐氏综合征筛查，妇幼保健院在此方面的设备和专业能力无疑会比综合性医院的产科更全面。

另外，专业妇幼保健院的产科医师每天把握的就是从孕期—产期—出院这一循环过程，技术实力相对较高，医护人员的操作更为熟练。并且妇幼保健院的产科病房通常比综合医院的产科病房多，由于是专业的产科医院，产妇们所得到的饮食和护理照料往往会更适宜。

胎宝宝出生后，可以在妇幼保健院接受按摩抚触，有条件的妇幼保健院还为胎宝宝专门提供游泳服务。所以，如果准妈妈愿意，就可以选择此类医院。

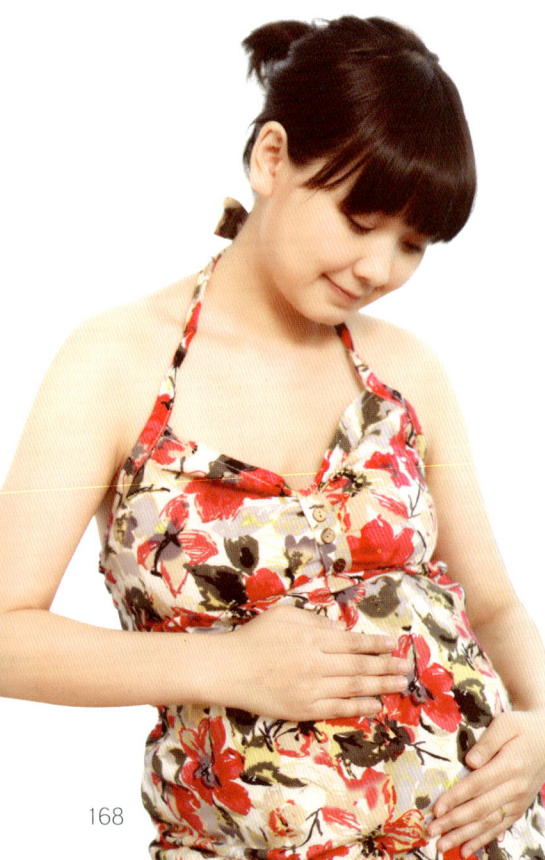

综合性医院的优势

现在许多大型的综合性医院科室齐全，各科专业人员技术水平高，对于那些容易出现异常并发症的准妈妈来说，一旦出现并发症，可以及时地在综合性医院各门诊科室得到会诊和处理。所以，容易出现异常并发症的准妈妈一般都比较喜欢这种综合性医院。

怎样选择合适的医院，要根据家庭经济实际状况和准妈妈的身体状况选择医院。如果准妈妈在怀孕时伴有异常或出现严重的并发症，可以考虑选择大型综合性医院。

这种医院会为准妈妈提供合理的妊娠指导，会对其进行全面的检查，认真评估并密切注意准妈妈的病情发展情况，所以这样的准妈妈选择大型综合性医院就比较理想。如果准妈妈一切状况良好，则可以选择妇幼保健院。

总之，无论是妇幼保健院还是综合性医院，最好选择2级以上的医院。

其他因素

口碑如何

先通过多种渠道收集一下相关信息，了解医生情况。可以先听听护士的介绍，向同事、朋友和亲戚中生过孩子的人打听一下，不要被广告所迷惑。如果属于高危产妇，要了解一下是否可以提前住院待产。

有的医院可以提供丈夫陪产服务，如果准妈妈心理压力比较大，分娩时需要丈夫的陪伴，那就要选择有陪产条件的医院了。同时，还应了解医院是否提供助产分娩（由助产士一对一陪伴准妈妈）、产后有无专人护理等。

能否自主选择分娩方式

当准妈妈到产科待产时，应进行一次综合检查，然后决定分娩方式。决定后跟医生商量意外情况，比如要不要做阴道侧切手术，是不是在夜间提供麻醉服务等，都应该事先咨询。

对新生儿的处理

在分娩过程中医院是否提供胎心监护，在胎宝宝出生后，母子是否同室，是否有新生儿游泳和按摩、抚触等服务，此外，还应注意针对新生儿的检查制度是否完善。

是否提供妊娠培训班

有的医院专门开设妊娠培训班，指导孕育全程。有的医院倡导母乳喂养，并给予相关指导，如教哺乳方法和乳房按摩技巧等。

交通是否便利

如果太远也会带来很多不便。分娩时，车子是否能很方便地抵达医院、住院的相关事宜等，也是需要考虑的因素，所以，最好选择附近的医院。

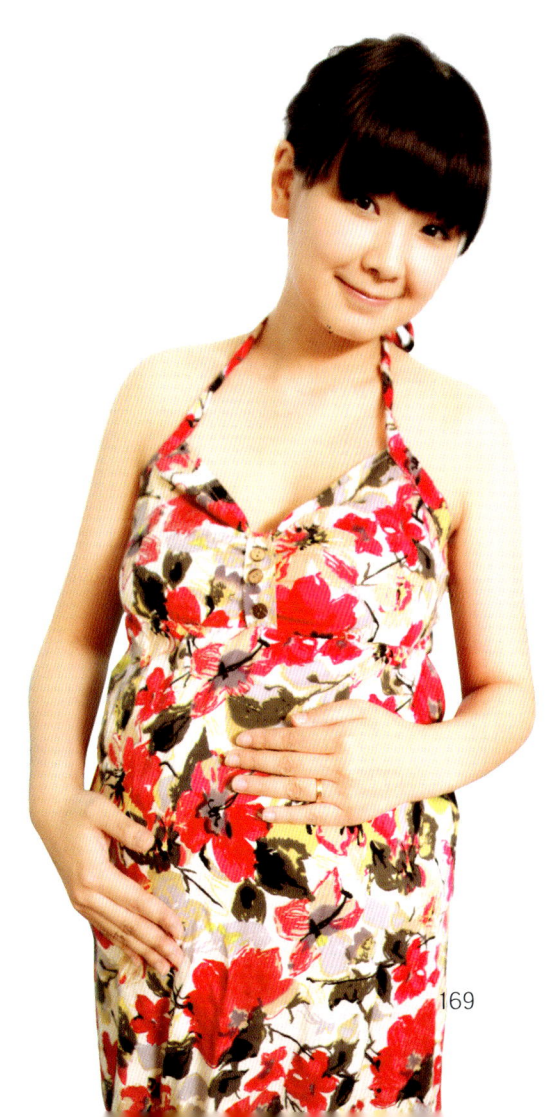

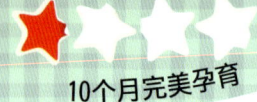

10个月完美孕育

准妈妈的心理调试

准妈妈的妊娠生理过程是相同的，但是她们的心理变化却显示出千差万别。在妊娠的不同阶段，准妈妈往往会有不同的情绪体验，有时兴奋，有时平静，有时积极，有时消沉。出现这些情绪很自然，因为这时身体的变化可能已经超出了理性可以控制的范围。进入孕晚期以后，准妈妈子宫已经极度胀大，各器官、系统的负担也接近高峰，因此，准妈妈心理上的压力也是比较重的。但准妈妈此时应该学会调节自己的情绪，给自己一个愉快的心情，也给胎儿一个良好的发育环境。

孕晚期的种种忧虑

造成准妈妈的心理压力的，往往不是别人，而是自己的各种忧虑和焦躁情绪，主要有以下几种：

1 胎宝宝在肚子里一天比一天大了，他动得更厉害了，而且现在出现了白带增多、消化不良、下肢静脉曲张和水肿等现象，日常生活越来越不便，心里非常焦躁不安，急盼快些分娩，快点结束这段痛苦的日子。

2 越临近分娩就越担心分娩时会不顺利，会有危险。害怕分娩的疼痛，因为没有勇气自然分娩，又害怕剖宫产的种种弊端，因此难以抉择是选择自然分娩还是剖宫产，矛盾重重。

3 虽说母乳喂养对于胎宝宝来说是最好的，可是总是担心这样会破坏自己优美的身材，因此在选择母乳喂养还是人工喂养的问题上举棋不定。

4 担心住院以后看到医护人员的恶劣态度及其他产妇的痛苦状况，会影响自己的情绪和顺利分娩。

5 分娩的日子很快到来，似乎还没准备好，为自己是否能够担当妈妈这一角色而感到忧虑。

 总是感觉心里不踏实，能吃点什么缓解吗？

 美食的力量非常强大，粗粮、全麦、麦芽、花生、马铃薯、大豆、核桃、瓜子、新鲜绿叶蔬菜、海产品、蘑菇及动物肝脏等食物，含有多种缓解紧张和忧虑的营养素。

准妈妈的心理自救

10个月的孕育过程对每个女人都是一种考验，心理素质弱的准妈妈很容易会耐不住压力，觉得自己拖着个大肚子熬时光是一种负担。

由于临近预产期，准妈妈对分娩的恐惧、焦虑或不安会加重，有些准妈妈一有"风吹草动"就赶到医院，这些都对准妈妈的身心健康造成了很多影响，对于分娩来说也是极为不利的。比起其他时期的心理保健来说，孕晚期的心理又显得很独特，准妈妈要保持良好的情绪需要注意下面的问题。

保持平和的心态

想办法让自己独立、坚强、快乐起来，从而学会自我调适，七情都别太过度。遇到不尽如人意的事也不要自怨自艾，一蹶不振，要以开朗明快的心情面对问题。

对家人要善解人意、心存宽容和谅解，不是很原则的事情就可以大事化小、小事化了，协调好家庭关系。

了解分娩，克服恐惧

克服分娩恐惧，最好的办法是让准妈妈自己科学地了解分娩的全过程以及可能出现的情况，可以对准妈妈进行分娩前的有关训练，也可以多阅读一些有关妊娠、分娩的书籍。这会有效地减轻心理压力，解除思想负担以及做好孕期保健，及时发现并诊治各类异常情况等均有很多帮助。

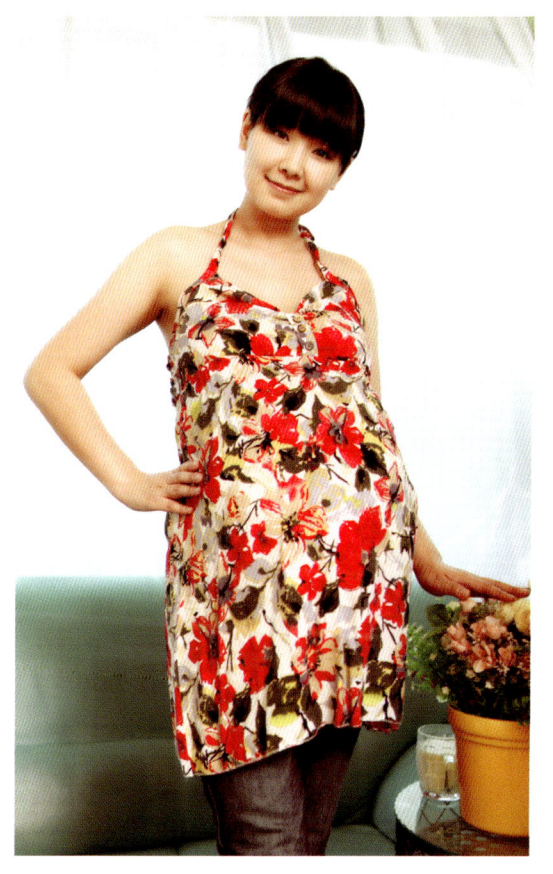

Q 我快要生了，但是丈夫总是不上心，我该怎么办？

A 和丈夫谈一谈自己的感觉，让丈夫体谅。这个时候作为丈夫要给予体贴入微、无微不至的关怀，主动承担家务活，避免妻子进行剧烈的劳作，以免引起早产。

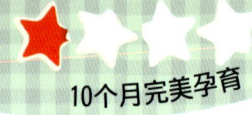

10个月完美孕育

改变单一枯燥的生活

不要每天躺着不动,这样只会令人更加懒散,快乐不起来。做点力所能及的家务,或者和丈夫一起做些DIY手工制作,不但对准妈妈和胎儿都有好处,还可增加家庭情趣,使自己的生活丰富起来,减少了胡思乱想的时间。

不要老是待在家里,走出去与其他准妈妈或妈妈多交流,从别人身上寻找自己缺少的快乐理由,或者多读一些书,让心静静地沉静下来,平缓不安、焦躁的情绪。

不要太早到医院

临产时身在医院,应该是最保险的办法。可是,提早入院等待时间不是越长越好。

医院里医疗设置的配备是有限的,如果每个准妈妈都提前入院,结果可能比较糟糕。而医院不可能像家中那样舒适、安静和方便。准妈妈入院后较长时间不临产,更会产生有一种紧迫感。如果准妈妈看到后入院的已经分娩,会造成精神上的刺激。

另外,产科病房内发生的一些事情都可能影响住院者的情绪,这种影响有时候并不十分有利。所以,准妈妈应稳定情绪,保持心绪的平和,安心等待分娩时刻的到来。不是医生建议提前住院的准妈妈,不要提前入院等待。

学会倾诉

当有不良情绪郁结时,千万不要憋在心里,否则会越积越多。倾诉本身就是一种减压方式,找个合适的时机向家人、朋友、医生倾诉,会让心情逐渐开朗。

为分娩做好准备

分娩的准备包括孕晚期的健康检查、心理上的准备和物质上的准备。这一切准备的目的都是为了确保母婴平安,同时这一准备的过程也是对准妈妈情绪的安抚。

如果准妈妈了解到家人及医生为自己做了大量的工作,并且对意外情况也有所考虑,那么,她的心中的恐惧就会减少许多。

 我肚子越来越大了,还有两个月就要分娩了,请问这个时期还能过性生活吗?

 孕晚期有早产或细菌感染的危险,所以夫妻行房时要特别小心。在怀孕第九个月之前,可以进行适度的性生活,但在怀孕35周以后,最好不要进行性生活。

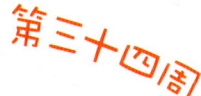

第三十四周
胎位正常吗

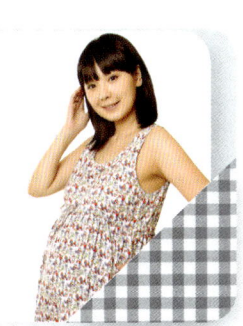

了解产后瘦身的关键期

分娩后的第一天或是第二天，新妈妈就不必乖乖地躺在床上，这时就可以先下床走路，但是失血较多、血压低以及剖宫产的新妈妈，应在第二或第三天下床走动较佳。走路可以帮助血液循环，若躺在床上过久容易有腰酸背痛现象。坐完月子后，就可以更进一步地锻炼体能。

不要幻想着减肥能够立竿见影，产后"马上"恢复体形，如前面所述，产后体重的增加很大程度是哺乳的需要，如果想给宝宝母乳喂养，那么在哺乳期就不宜节食，可以在产褥期结束后逐渐开始运动，注意在运动中不要过分用力。如果不哺乳，产褥期后控制饮食，也要进食足量的肉类、蛋类和牛奶，主食可以适当减少。不论是什么方法，都不要试图在短时间内达到目标。

国外追踪十年的统计报告指出，产后的第六个月是新妈妈减肥的黄金期，因为这段期间新妈妈的新陈代谢率仍高，而生活习惯也尚未定型，因此减肥的效果会较好。不过，未能在产后六个月瘦身完毕的新妈妈也不必担心，即便超过这个时间，只要掌握摄取营养的技巧，并适度运动，坚持下去，逐渐也能回复原有身材。

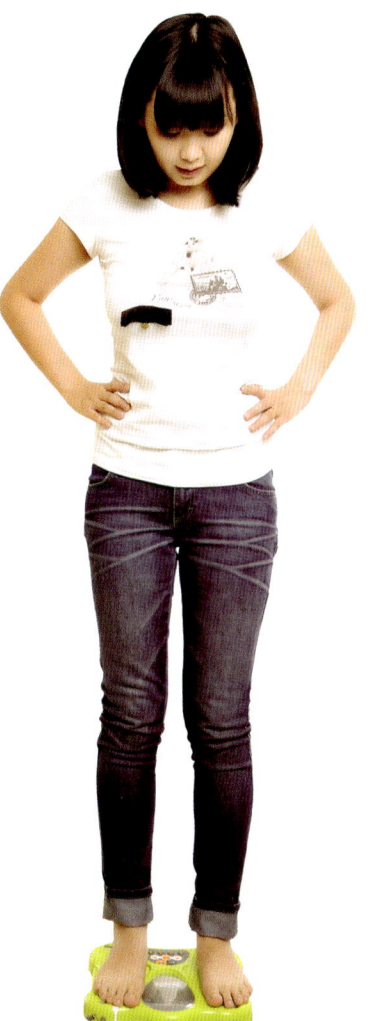

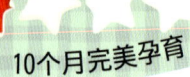

10个月完美孕育

胎位不正

判断胎位不正的方法

1. 可以通过测量子宫底的高度（即从子宫底至耻骨联合之间的距离），来判断胎儿身长的发育情况。一般情况下，在孕16周时，宫底约在耻骨及肚脐的中央部位；当孕20~22周时，宫底基本上达到脐部；孕32周时，宫底则达到剑突下2~4厘米处。过分超过或明显落后于相应指标时，则显示胎儿发育不正常，应在医生的指导下查找原因。

2. 可以通过超声波的检测明确了解胎头的位置。

3. 也可以通过医生的四步触诊法了解胎头的位置。

矫正胎位不正的方法

多数胎儿在子宫内的位置都是正常的，但也有少数属胎位不正，约占5%，常见的不正常胎位有枕横位、枕后位、臀位；也有因胎头俯屈程度不同的异常，如额先露、面先露，以及横位、复合位先露等不正胎位，但比较罕见。

有些胎位不正是可以矫正的，如枕横位、枕后位、臀位、横位等。一般横位应随时发现及时矫正；臀位在妊娠7个月后矫正；枕横位则需在临产后宫口开大到一定程度或接近全开而产程受阻时再矫正。孕30周前，大部分胎儿为臀位，孕30周后多数可自动转为头位。故即使是臀位，也没必要在30周前矫正；孕30周后仍为臀位或横位者，是需要矫正的，其方法主要有以下两种：

膝胸卧位矫正法

此法借胎儿重心的改变及准妈妈横向阻力，增加胎儿转为头位的机会，7天为一疗程，如没有成功可再做7天，有效率60%~70%。少数准妈妈在做膝胸卧位时出现头晕、恶心、心慌，不能坚持，则需改用其他方法矫正胎位。分娩后子宫韧带松弛，仰卧过久，子宫因重力关系容易向后倒，如不矫正，日后可引起腰痛、痛经、月经流向腹腔。从产后10天开始做膝胸卧位，每日2次，对于预防子宫后倾位有一定意义。

 胎宝宝一般在腹部哪里算是正常的？

 一般好的胎位是头朝下。最标准的是左枕前位，有利于自然分娩。如果头朝上，就是胎位不正，月份小的时候也许会自己转过来。

臀位自行矫正法

这是一种简便有效的矫正胎位的方法，其有效率可达92%，它的做法是这样的：准妈妈仰卧床上，腰部垫高20厘米（1~2个枕头），双小腿自然下垂在床沿。每日早晚各做1次，每次10~15分钟，3天为一疗程。在做臀位自行矫正法时要注意：矫正方法安排在孕30~34周内效果最好；矫正宜在饭前进行，矫正时要平静呼吸，肌肉放松；垫子应柔软、舒适，高度适中；如出现阴道流水、流血或胎儿心音突然改变（有条件者可监听），应停止此法。

矫正胎位除可用以上两种方法外，还可用艾卷灸至阴穴和三阴交穴、激光穴位治疗、手法倒转、侧卧位等方法，但均为产前应用。若临产后胎位仍无变化，可在消毒情况下采取阴道内手转胎头或内倒转术。目前大多数医生已基本淘汰内侧转与外侧转法，因为可致脐带缠绕。

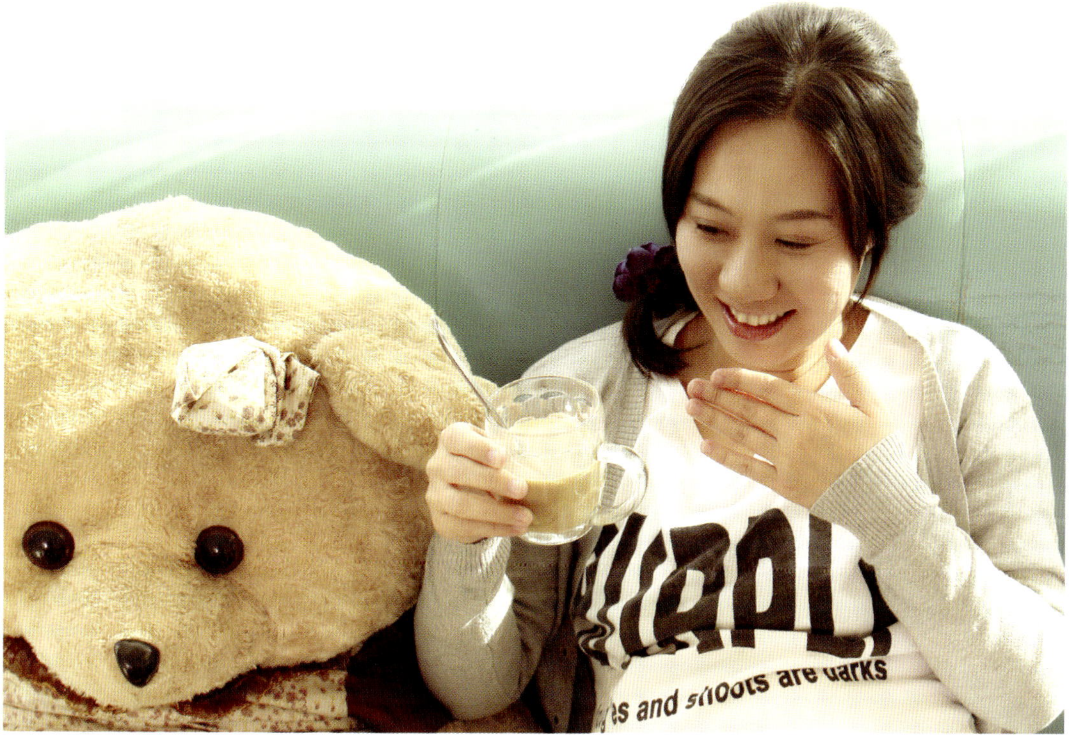

 胎位不正能做矫正操吗？

 不建议做操，怕越勒越紧，顺其自然，多休息休息。

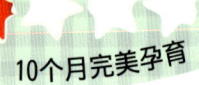

孕晚期运动好处多

怀孕晚期时，即怀孕八个月以后，运动以"慢"为主，因为此时要防止早产。另外，孕晚期的准妈妈，因为体重增加，身体负担重，运动时一定要特别注意安全，运动尤其以慢为主，不能过于疲劳，凡事要注意安全。在整个妊娠期，准妈妈要根据自己的基本状况来选择何种运动，同时在运动中要根据自己感觉的舒适程度及时调整，如果身体感到不适必须立即停止运动，向医生咨询。

孕10月的准妈妈可以做一些临产前的准备。可以进行下蹲运动，使骨盆关节灵活，增加背部和大腿肌肉的力量和会阴的皮肤弹性，有利于顺利分娩。

盘腿坐练习：此项练习可以增加背部肌肉，使大腿及骨盆更为灵活，并且能改善身体下半部的血液循环，使两腿在分娩时能很好地分开。

具体做法：保持背部的挺直坐下，两腿弯曲，脚掌相对，尽量靠近身体，抓住脚踝，用两肘分别向外压迫大腿的内侧，使其伸展，这种姿势每次保持20秒钟，重复数次。如果感到盘腿有困难，可以在大腿两侧各放一个垫子，或者背靠墙而坐，但要尽量保持背部挺直，也可以两腿交叉而坐，这种坐姿，也许会感到更舒服，但要注意不时地更换两腿的前后位置。

絮絮叨叨的语言胎教

当你早晨起来的时候，你应该先对胎儿说一声"早上好"，告诉他早晨已经到来了。打开窗帘，推开窗户，呼吸着清新的空气，这时你可以告诉胎宝宝："小胎宝宝，今天的天气真不错。"当你洗脸、刷牙时，都可以念叨念叨，还可以告诉他肥皂为什么起泡沫，吹风机为什么能把头发吹干……

总之，你可以把生活中的一切都对胎儿叙述。通过和胎儿一起感受一天的生活，准妈妈会觉得生活很充实。通过点点滴滴的日常语言胎教，母子之间的感情纽带会更牢固，并且有助于培养胎儿对母亲的信赖感，以及打下对外界感受力和思考力的基础。

 孕晚期需要多运动，请问每天什么时间是孕妇运动的最佳时间呢？

 清晨运动最好，时间7：30到9点。孕妇运动15～30分钟，孕妇体质好的可以运动时间长点。

怀孕第九个月 万分期待

第三十五周
忐忑不安的时期

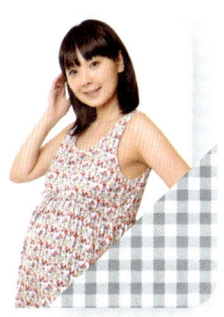

有助顺产的产前运动

会阴肌肉运动：增加会阴肌肉韧力及控制力，对分娩及复原有帮助。

准妈妈动作：仰卧，屈曲双脚及微微分开，收缩骨盘底的会阴肌肉，数4下放松，再数4下收缩。重复做10次。

脚部运动有助促进血液循环，预防抽筋，减轻脚肿。

准妈妈动作：仰卧，双脚用两个枕头垫高。腹肌运动矫正腰部及盘骨的姿势。

准妈妈动作：仰卧，屈曲双膝，收缩腹部及臀部肌肉至腰部压着准爸爸的手，数5下放松，再数5下收缩，伸直双脚，休息一会儿。重复做5次。

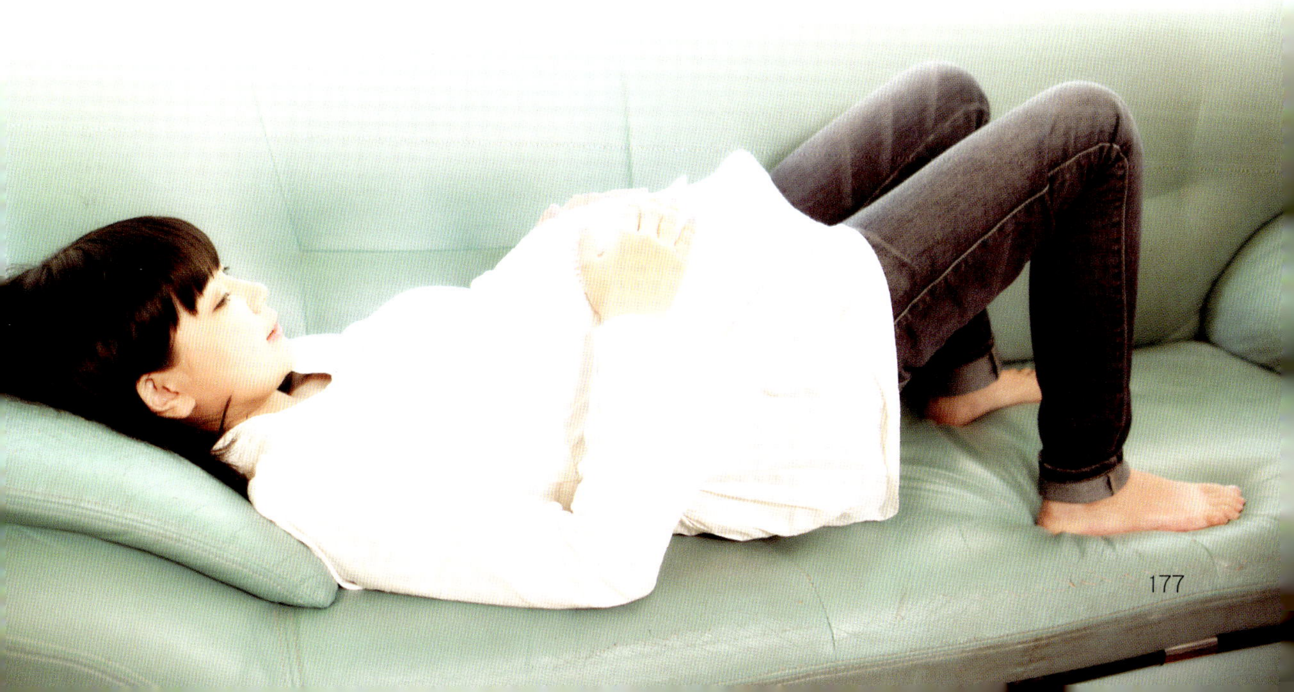

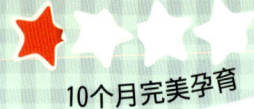

10个月完美孕育

给胎宝宝讲故事、数数字、看画册

从胎教的角度出发,准妈妈可以温柔地朗诵一些趣味高雅、给人以启迪、使人精神振奋、有益于身心健康的书籍。还可以看一些优美的画册,甚至教胎宝宝"数数"。

讲故事

如果想给孩子讲故事的话,准妈妈必须把腹内的胎儿当成一个大孩子,娓娓动听地述说。亲切的语言将通过语言神经传递给胎儿,使胎儿不断接受客观环境的影响,在不断变化的文化氛围中发育成长。讲故事时母亲应取一个自己感到舒服的姿势,精力要集中,吐字要清楚,声音要和缓,应以极大的兴趣绘声绘色地讲述故事的内容。内容不宜过长,应有趣,切忌引起恐惧和悲伤。除此之外,还可给胎儿朗读一些轻快活泼的儿歌、诗歌、散文以及顺口溜等。

数数字

首先要制作一些卡片,即把数字和一些笔画简单、容易记忆的字制成颜色鲜艳的卡片,卡片的底色与卡片上的字分别采用反差鲜明的颜色,如黑与白、红与绿等。

训练时,母亲应精力集中,全神贯注,就像教小学生识字一样,一边念,一边用手沿着字的轮廓反复描画。每天抽出时间定时进行,这样,久而久之,将有助于孩子识字能力的培养。虽然胎儿不能像大孩子一样,坐在那里好好地听,也不能一出生就能给我们写个字出来,但是,我们的训练可以促进他潜意识的记忆。

看画册

与胎宝宝一起看画册,可以培养胎宝宝丰富的想象力、独创性以及进取精神,是很有效的一种胎教方式。妈妈看画册时,可选那些色彩丰富、富于幻想的图画,用富于想象力的语言以讲故事的形式表达出来,通过语气、声调的变化使胎儿了解故事是怎样展开的。

 还没生就要讲胎教故事,有点烦啊。

 通过父母对胎儿的谈话、讲故事,培养亲子感情,并在胎脑中贮存语言信息,有利于开发胎儿潜能。

乳头凹陷短平如何调理

准妈妈出现了乳头凹陷或者过于短小等异常现象，如果在孕期内得到了及时纠正和护理，这种状况还是可以得到很好的改善和缓解的。如下将给出几点提示，希望可以帮助各位准妈妈较为完美地做好产前乳头护理工作。

用温水清洁

怀孕六个月之后，宜每日用温湿毛巾擦洗乳头、乳晕，通过适度清洁保持上皮组织的健康；有针对性地进行伸展和牵拉练习。

做乳头牵拉伸展练习

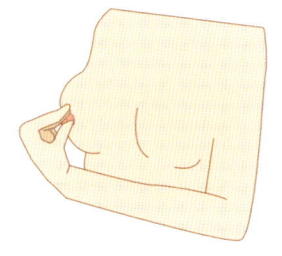

1.将拇指平性放在单侧乳头左右两旁。

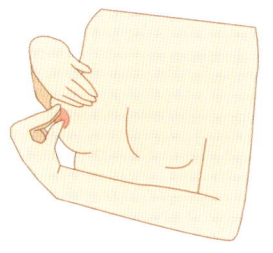

2.以乳头为中心，慢慢向两侧外方用力，将周围皮肤组织展开，令乳头外凸。

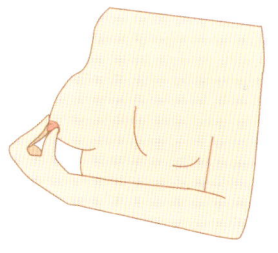

3.将拇指分别放在单侧乳头的上下两旁，将乳晕纵向拉开。

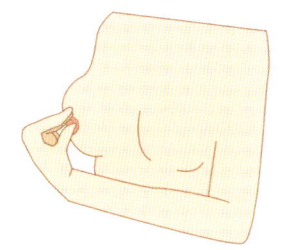

4.拇指、中指和示指抓住乳头同时向外牵拉。

上述一系列动作，以每日重复2次为宜，每次进行10～20下即可。另外，准妈妈的乳房保养还可借助一定的外力，例如从妊娠第七个月开始佩戴乳头罩，可以对周围组织起到稳固维护的作用。

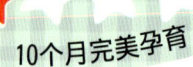

10个月完美孕育

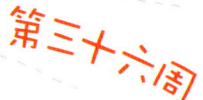

进入待产期

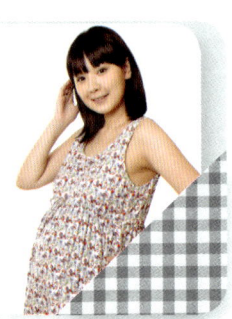

随时做好入院准备

提前入院的情况

如果选择的医院可以提前入院，即使没有临产征兆，也可以在预产期前后1~2天入院。稍早入院待产，尽早适应医院环境，避免过期妊娠的出现。

患有妊娠并发症或有其他异常的准妈妈，要先咨询医生并根据病情决定其入院时间，提前住院，由医生严密监护，及时掌握病情，以便及时处理。

做好产前准备

怀孕后期，是为生产做好心理准备，并开始筹备婴儿用品的时期。随时做好住院的准备，准时做产检。如果发现任何异常，或在这个时期分娩，以现代的医疗技术来说，存活的可能性比较大。但是，由于胎儿的肺部功能约在37周之后才能完全发育成熟，所以最好还是等到足月再分娩。

此外，即使只有少量的出血，也要尽早去医院做检查。因为有早产、前置胎盘、胎盘早剥的可能性。

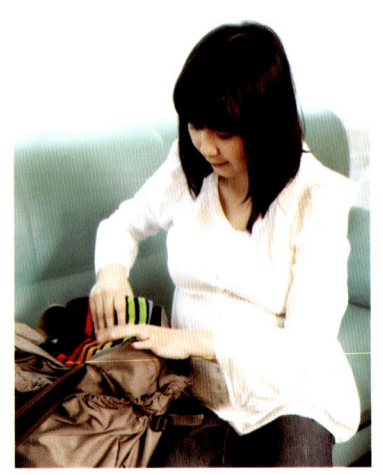

 羊水少需要入院吗？

 你要格外注意了，不要在这个时期大意。羊水少会引起很多意想不到的意外和危害。

分娩前在家需要做的事情

在经历过了阵痛、见红、破水之后，还需要再耐心地等待一段时间才能够分娩。如果是初次分娩的产妇大概要经历十多个小时，非初次分娩的产妇大概要经历五个小时左右。所以，一定要在分娩前的一段时间，保持充足的体力和良好的精神状态去迎接分娩。知道自己要分娩了，在家这段时间需要做的事情有：

具体事项	做法
吃容易消化的食物	在产床上，要消耗很多的体力和精力，所以分娩前的临时能量补充非常重要，在能吃的时候，尽量多吃一些东西，进食的时候要注意吃容易消化的，不吃油性大的食物
进入浴缸洗澡或者是淋浴	产前要记得进行一次洗澡，分娩时会排出很多汗，产后在身体恢复一段时间之后才可以用淋浴清洗。破水的时候是不可以洗浴的
通知自己的丈夫和朋友	在第一时间告诉最惦记自己的人，比如丈夫、双方的父母、自己的好朋友。入院之前一定要联系他们，将自己的宠物嘱咐交给他们帮忙照顾、看管
清扫房间	因为产妇在回家的时候，应该是和刚出生的胎宝宝一起回来，从医院到家，胎宝宝在出生之后将要接触到的第一个新环境，所以在去医院之前一定要打扫好家中的卫生
感觉疲劳可以坐下来休息	阵痛的时间间隔会逐渐地变长，产妇可以利用这个时间间隙，在不疼痛的时候活动身体，比如洗衣服、扫地等家务活
记住分娩的流程	很多产妇会由于过于疼痛而变得紧张，紧张会带来很多不必要的麻烦，所以尽量保持冷静，和胎宝宝一起加油！冷静地回忆分娩的过程，保持积极的心态

多吃能提高睡眠质量的食物

大部分准妈妈在怀孕最后几周睡眠不好。一方面是由于增大的子宫造成身体不适，另一方面也可能是怀着对胎宝宝即将到来的期待。这时期必须避免食用影响睡眠的食物，如茶、咖啡等富含咖啡因的食物。多吃蔬菜和水果，睡前准妈妈不要大吃大喝，以免影响睡眠。

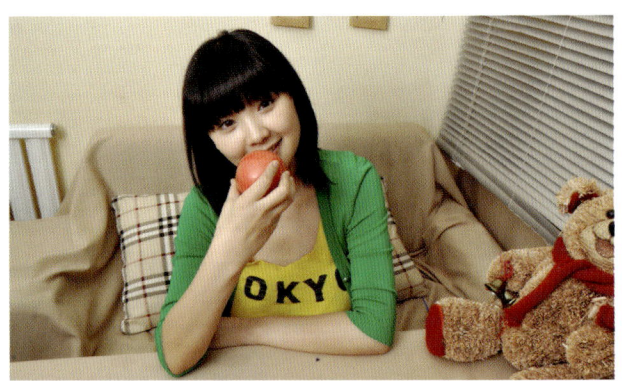

为分娩储备能量

恭喜你，已经进入最后一个月的倒计时阶段了！同时提醒你不要由于对新生命的即将来临过于激动而忽略了营养。进入冲刺阶段后，你的胃部不适之感会有所减轻，食欲随之增加，因而各种营养的摄取应该不成问题。

最后阶段，准妈妈往往因为心理紧张而食欲缺乏，许多准妈妈会对分娩过程产生恐惧心理，觉得等待的日子格外漫长。这时要注意调整心态，以减轻心理压力，正常地摄取营养。

孕晚期除保证畜禽肉、鱼肉、蛋、奶等动物性食物摄入外，可多增加一些豆类蛋白质如豆腐和豆浆。这两种食物包含了大豆的全部营养成分。目前市场上供应的豆奶，所含大豆优质蛋白质达40%，含油脂20%，而且多数是不饱和脂肪酸，具有健脑补胃的功能，还富含钙、磷、铁等无机盐和B族维生素，孕晚期准妈妈应多食用。

在这个月应该限制脂肪和碳水化合物等热能的摄入，以免胎儿过大，影响顺利分娩。为了储备分娩时消耗的能量，应该多吃富含蛋白质、糖类等能量较高的食品。在这个月里，由于胎儿的生长发育已经基本成熟，如果还在服用钙剂和鱼肝油的话，应该停止服用，以免加重代谢负担。多吃含钙丰富食物，如海带、虾皮、紫菜、发菜、芝麻酱、虾米等。

多吃植物油。植物油不仅富含丰富的必需的脂肪酸，还富含维生素E。维生素E可预防胎儿发育异常和肌肉萎缩。

膳食安排应富含各种营养素，粗细搭配，合理调配，食物多样化。另外应注意动物肝脏的摄入量。孕晚期的铁元素补充也是很重要的。

怀孕第九个月 万分期待

准妈妈寄语

准妈妈妊娠记录

这天晚上，
爸爸和妈妈就像小时候过家家一样拉钩约定：
我们一定要成为最棒的父母！

选择的医院：

选择的医生：

选择的分娩方式：

男孩还是女孩？

越来越想见到你：

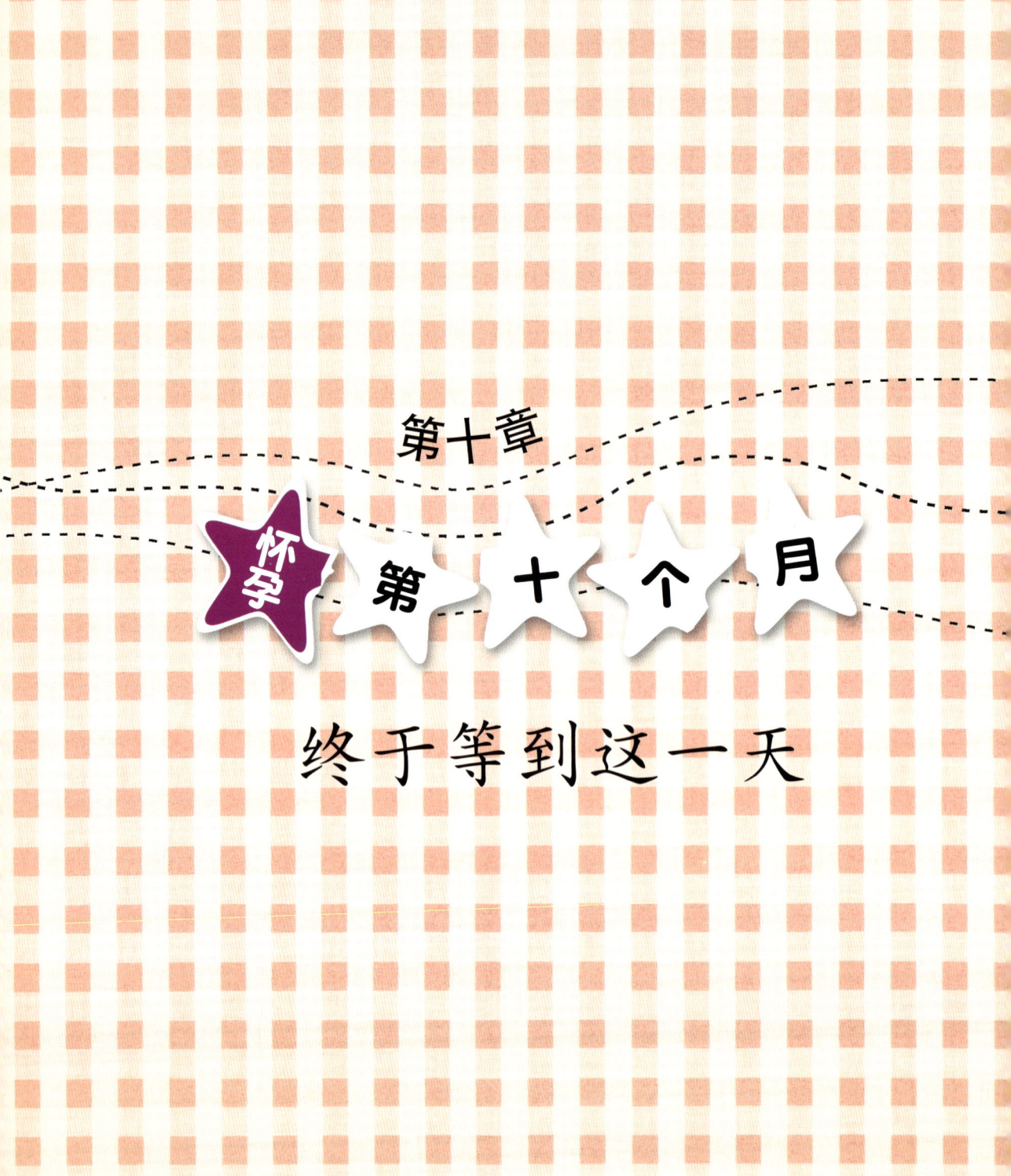

第十章

怀孕 第十个月

终于等到这一天

胎宝宝的成长发育 准妈妈的身体变化

准妈妈的变化

周数	变化
第三十七周：经常感到子宫收缩，子宫口变软	随着胎儿的入盆，宫顶位置下移，准妈妈感到隆起的腹部多少有些下移了，胃部压迫减轻，饭量有所增加，但下降的子宫压迫了膀胱，会越来越感到尿频。因胎儿大，羊水相对变少，腹壁紧绷而发硬，会时常有无规律的宫缩
第三十八周：行动会不方便	此时胎儿在妈妈腹中的位置不断下降，准妈妈会觉得下腹坠胀，不规则的宫缩频率会增加。阴道分泌物会更多，要注意卫生
第三十九周：子宫底高度达到最大值	现在准妈妈若离预产期还很远，却多次出现宫缩般的疼痛或者出血这就是早产的症状，应立刻到医院检查。这个时期，准妈妈还应去医院接受分娩知识培训，尤其是坚持自己数胎动，每日3次，每次1小时
第四十周：出现规律的阵痛，分娩开始	受不断膨大的子宫压迫，准妈妈会感到心悸、气短、胸闷、胃部不适等症状，更为明显，尿频、尿不尽感时常有之。一旦出现"宫缩"、"见红"，为临产之兆，要迅速赶往医院分娩

胎宝宝的变化

周数	变化
第三十七周：体重约为2.9千克	覆盖胎儿全身的绒毛和在羊水中保护胎儿皮肤的胎脂正在开始脱落。胎儿现在会吞咽这些脱落的物质和其他分泌物了，它们将积聚在胎儿的肠道里，直到出生
第三十八周：胎儿进入骨盆腔内	你的胎宝宝到现在已经算是足月了——这意味着胎儿现在已经发育完全，为他在子宫外的生活做好了准备。胎儿现在大概重3000克，从头到脚长50厘米，胎儿的头部会朝向骨盆内的方向，准备出生
第三十九周：胎儿肠道里充满胎便	他的抓握已经很有力了，很快你就会在他的小手抓住你的手指时注意到这一点！他的器官已经完全发育，并各就其位。胎儿的肠道内由掉落物和胎毛、色素等物质混合而成。一般情况下，在分娩过程中被排出，或者出生后几天内排泄到体外
第四十周：胎儿开始为出生做准备	大多数的胎儿都将在这一周诞生，但真正能准确地在预产期出生的婴儿只有5%，提前两周或推迟两周都是正常的。如果推迟两周后还没有临产迹象，那就需要采取催产等措施尽快生下胎儿，否则胎儿过熟也会有危险

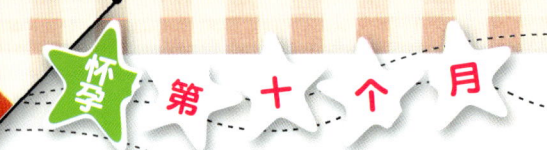

怀孕第十个月

本月大事记

·准妈妈要和医生及准爸爸共同确定分娩方式。如果自身条件和胎儿条件允许，最好选择自然分娩。

·密切注意自己身体的变化，随时做好临产的准备。

·预产期未必就是分娩日期，在预产期前2周到预产期后2周之内分娩都是正常的。

·学习有利于分娩的呼吸方法和用力方法，在分娩前练习一下。

·发生规律的阵痛（子宫收缩），并且间隔时间越来越短，强度越来越大；见红（阴道流出鲜红或褐红色黏液分泌物）；破水，这都要及时去医院。

·这个月应该限制脂肪和碳水化合物等热量的摄入，以免胎儿过大，影响顺利分娩。

·在临产的前几天，可以适当吃一些能量比较高的食物，为分娩储备更多的体力。

·准妈妈要保持正常的生活节奏，胎宝宝出生后也更容易养成规律的生活习惯。

本月细节备忘

·准妈妈要避免独自外出，需要外出时，要保证家人随时能够联系上。

·这个月适当的运动仍不可缺少，但不可过度。

·要避免长期站立。

·洗澡的时候避免滑倒。

·要避免疲劳。

·要保持坦然的心理、平稳的情绪，相信分娩一定会非常顺利。

准爸爸必修课

·准爸爸要注意准妈妈的情绪变化,让她保持良好的乐观开朗的情绪。和准妈妈说说话,要尽可能地消除准妈妈的紧张与恐惧。

·要在分娩前给胎宝宝起好名字,在办理出生证明时就要填写胎宝宝的名字。

·陪准妈妈做最后一次产检,了解入院时间、病房的环境、联系医生。

·为准妈妈做好出院准备,布置房间,检查胎宝宝的用品,备足生活用品及营养品等。

本月孕期检查

这个月每周都要进行一次检查,除了常规的一些检查外,有些检查是在为即将到来的分娩做准备。让医生进行胎心监护、B超检查,了解羊水以及胎儿在子宫内的状况。

·B超检查:为准确掌握胎宝宝的位置和大小,以及胎盘的位置、羊水量、胎宝宝的呼吸动作等情况,要再进行一次超声波检查。

·内生殖器检查:通过此项检查,可以确定宫颈状态、胎宝宝下降程度、产道状态等,为决定分娩方式提供依据。

·心电图:检查心脏功能。

·血常规:提供了静脉血、指血之后,准妈妈还得贡献出一点耳血,以检测其体内激素水平是否在正常范围内,从而间接地了解胎盘功能是否正常。

·胎心率监测:借助仪器记录下瞬间的胎儿心率的变化,这是了解胎动、宫缩时胎心反应的依据,同时可以推测出宫内胎儿有无缺氧。

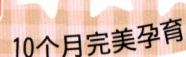
10个月完美孕育

第三十七周
充分休息吧

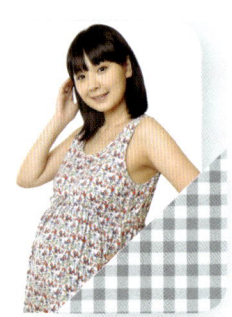

入院待产包清单

物品	要求	数量
衣着用品	棉袜 带后跟的棉拖鞋 内裤 哺乳胸罩 防溢乳垫 帽子 睡衣	3双 1双 5条 3件 10对 1顶 2套
盥洗用品	牙刷 牙膏 毛巾 盆 香皂 镜子	1个 1个 2条 2个 1个 1个
日常用品	卫生巾 湿巾 吸奶器 吸管 卷纸 餐具 水果刀	3包 3包 1个 1捆 3卷 1套 1把

泌尿系统感染的防治

孕妇泌尿系统感染主要指的是肾盂肾炎，主要致病菌是大肠杆菌，主要是由下列因素造成的：

1 妊娠期孕激素分泌增加，使输尿管肌肉张力降低、蠕动减弱，增大的子宫压迫输尿管造成输尿管、肾盂、肾盏的扩张，尿液淤滞，使细菌易于繁殖。

2 尿道口与阴道、肛门邻近，阴道分泌物、粪便及皮肤的细菌容易污染尿道口，细菌向上蔓延引起感染。

3 经调查有5%～10%的孕妇尿中含有细菌，但其感染症状不明显，如不治疗，不但孕期会持续有细菌尿，产后亦大都不会消除，其中一些孕妇妊娠后期和产褥期可发生有症状的泌尿系统感染，大部为急性肾盂肾炎。高热及细菌毒素可引起早产、胎儿宫内窘迫。对此，注意外阴部清洁；采取左侧卧位，以减轻子宫的压迫；多饮水，以便有足够的尿液冲洗膀胱，降低细菌含量。一旦发生有症状的泌尿系统感染必须积极治疗。

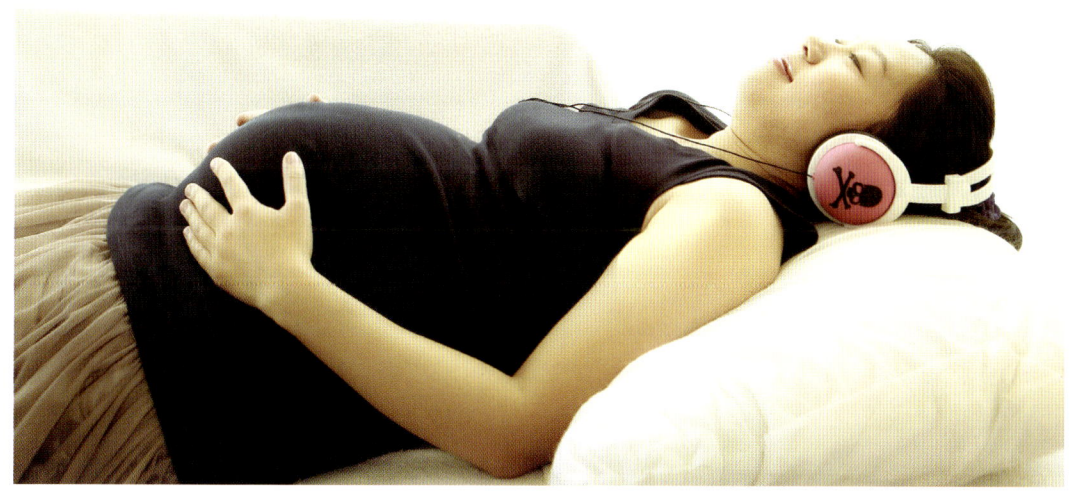

 怀孕38周，泌尿系感染怎么办？

 多饮水、多排尿，利用尿液的冲刷作用可以在很大程度上促进疾病的恢复。

10个月完美孕育

分娩前兆

随着预产期的临近，准妈妈随时会面临分娩。在预产期前3周或后2周内，即孕37～42周之内分娩均属正常，一般情况下，分娩前是会有一些征兆的。

在确定自己以何种形式分娩之后，无论最后决定是怎样的，都要保持内心的平静、心情的舒畅。怎么才能让自己平安、顺利地度过一生中最辛苦、但是最具有幸福感的时刻呢？事先要对分娩过程的各个阶段有所了解。

症状	原因
宫底下降	堵在胃部的宫底有下降的感觉，减轻了对横膈的压迫，胃的压迫感消失，食欲有所增加
阴道分泌物增加	一般情况下，分泌物的量不多，无异味。即将分娩时，子宫颈管张开，所以分泌物增多。这些分泌物呈透明或白色黏稠状
尿频	由于下降的胎头压迫，导致膀胱存尿量少，常会感到憋尿要上厕所，并非有泌尿系统疾病，而是临近分娩征兆之一
胎动减少	胎动较以前减少，这是因为胎头已入骨盆，位置相对固定，且宫缩使胎儿难以活动。胎动有减少的趋向，但12小时内胎动的次数应该在20次以上。如有胎动明显减少，应及时赶到医院就诊。每个准妈妈对胎动的感觉不一样，但胎动绝不应该突然消失，若不能断定是否异常，应到医院检查
腹坠腰酸	由于胎头的下降，使盆腔的压力增加，会感到腹坠腰酸，耻骨联合部位有撑胀感。除了腰痛以外，大腿根胀、抽筋、趾骨部痛、步履艰难
不规则的子宫收缩	从孕七个月开始，会感到腹部有时发硬，出现一个明显的子宫轮廓，孩子出生的日子快要到时，产妇会感到腹部有比较频繁的子宫收缩的感觉。这种宫缩没有规律，强度也时强时弱，没有疼痛的感觉。临产前这种宫缩越来越频繁，夜间明显。当出现有规律的子宫收缩，每隔10～15分钟一次，每次持续时间几十秒钟，即使卧床休息宫缩也不消失，而且间隔时间逐渐缩短，持续时间渐渐延长，收缩的强度不断增强，这才是临产的开始，应该立即去医院待产

 我怀孕39周了，这几天肚子一阵阵地疼，没有分泌物，腰很酸，是不是要生啊？

 假临产是不规律的宫缩，而规律的宫缩就是真要临产了，流羊水是正常的。鉴于你已经39周了，又有这些情况，不放心可以去住院待产吧。

怀孕第十个月 终于等到这一天

症状	原因
见红	准妈妈临产前分泌物也会增多，大多是白色的水性，当然也可能出现血性分泌物，即见红。一般见红以后时间不长，有规则的宫缩就会开始，宫缩开始后要立即住院
阵痛	分娩初期，当准妈妈感觉出现有规律的子宫收缩，每隔10～15钟一次，每次收缩时间持续几十秒钟，即使卧床休息后宫缩也不消失，而且间隔时间逐渐缩短，每隔3～5分钟收缩一次，持续时间渐渐延长，收缩强度不断增强，这才是临产的开始，要立即准备分娩
破水	伴随宫缩加剧，宫口渐开，有大量羊水流出，即破水，分娩即将开始了。在了解了这些分娩的征兆后，就可以根据情况，选择适当的时机到医院待产，有助于安全分娩。需要提醒的是：这些分娩开始的先兆，出现的顺序不是一定的。不管是哪个，只要出现一个先兆，就应去医院，并准确地说出子宫收缩何时开始的，现在的间隔和持续时间，有无见红、破水等情况。医生会根据情况，合理安排分娩

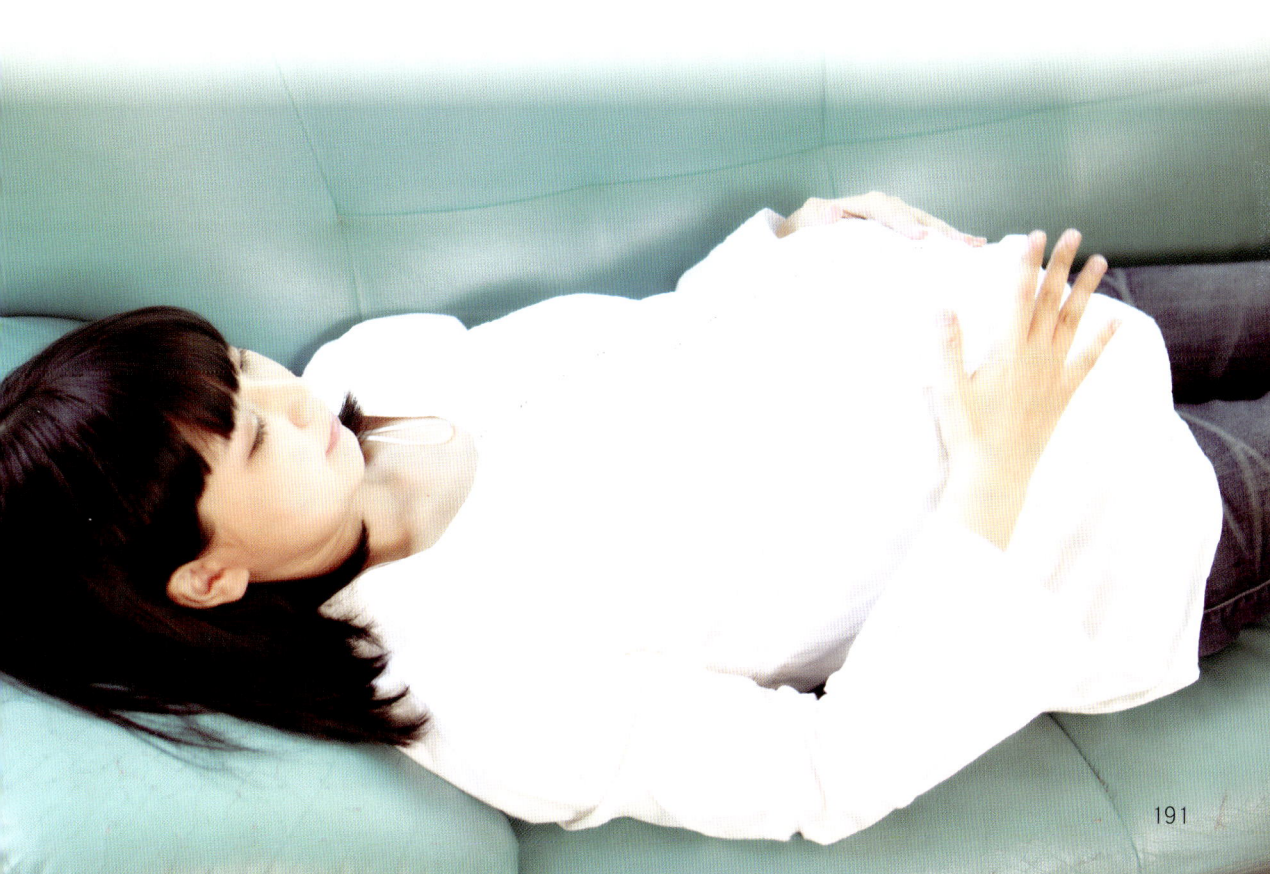

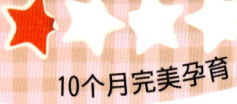

第三十八周
多做一些分娩准备

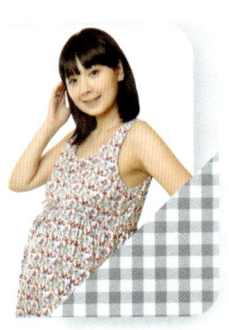

分娩呼吸法

腹式呼吸法

腹式呼吸法就是使腹部鼓起，呼气后，又恢复原状的呼吸法。适合于第一产程阵痛开始之时。通过使腹部紧张，压制子宫收缩感，缓和阵痛引起的疼痛，同时也有助于缓解全身的紧张，防止体力的消耗。

平时就练习这个呼吸法可以防治怀孕期间常见的便秘。但不可过于频繁地练习，因为是深呼吸，所以一般以一次练习4～5遍为基准。练习过多，会引起头晕，一定要注意。

呼吸方法：以3秒钟一次为节奏，吸气使下腹鼓起，然后呼气，同时腹部恢复原状。即吸气3秒钟，呼气也是在3秒钟内完成。腹式呼吸法只适用于阵痛发生的情况，当阵痛消失时应侧卧休息。

胸式呼吸法

胸式呼吸法也是在第一产程实行的动作。到了怀孕后期，就会很自然地用到胸式呼吸法。这种呼吸法使准妈妈和胎儿获得足够的氧气。

呼吸方法：仰卧，两腿膝盖稍微蜷曲，把手放在胸上，从鼻孔慢慢吸气，然后由口中慢慢呼出，和深呼吸是同一道理，可以用手来感觉胸的上下起伏。

 为了减轻自然分娩的疼痛，可以用腹式深呼吸法吗？

 可以。也可以吸氧。

怀孕第十个月 终于等到这一天

分娩前准备

产前要做好外阴清洁卫生

准妈妈在见红后，应注意保持阴部清洁，会阴部放置消毒垫，且应绝对禁止同房，以防引起产道及宫内胎儿产前感染。

产前要排空大小便

准妈妈临产时，医生都要提醒其排空膀胱。因为子宫的位置在膀胱之后，直肠之前，膀胱过度充盈影响子宫收缩及先露部下降。怀孕后子宫随着胎儿的生长发育而长大，足月孕妇子宫重量达1 000～1 200克，容积可达5 000毫升。

分娩时，子宫强力而有节律地收缩，促进胎儿娩出，此时产妇不排空大小便，使子宫周围挤压过紧，必然影响子宫收缩，使胎儿先露部受阻而难以下降，以致宫口迟迟不开，这就会使胎头在盆底较长时间地压迫膀胱和肛门括约肌，以致括约肌麻痹而导致产后尿潴留和产后大便困难等问题。另外，还可致产妇在分娩过程中不自主地将大便溢出，污染外阴。

准妈妈，临产时医生多鼓励产妇每2～4小时排尿一次，以免膀胱充盈影响宫缩及胎头下降。因胎头压迫引起排尿排便困难者，排除头盆不称，必要时导尿或温肥皂水灌肠，既能清除粪便避免分娩时排便污染，又能通过反射作用刺激宫缩加速产程进展。

应给分娩过程中的产妇准备食品

这是每位产妇及其亲人所关心的事情。此期，由于阵阵发作的宫缩痛，常影响产妇的胃口。产妇的饮食以富有糖分、蛋白质、维生素，易消化的为好。根据产妇自己的爱好，可选择蛋糕、面汤、稀饭、肉粥、藕粉、点心、牛奶、果汁、西瓜、橘子、苹果、香蕉、巧克力等多样饮食。每日进食4～5次，少量多餐。机体需要的水分可由果汁、水果、糖水及白开水补充。注意既不可过于饥渴，也不能暴饮暴食。

Q 孕妇产前能不能喝蜂蜜？

A 可以每天早上一杯蜂蜜水，但最好是纯的，不含激素，且不要过量，否则血糖容易升高。

怎样应对急产

急产不可预期，如果有破水或子宫收缩（经产妇10分钟有两次收缩）的现象，应立即上医院检查。要相信自己的直觉，当觉得不对劲的时候，要立刻上医院待产。

假如急产发生了，小胎宝宝的头已经降到阴道了，不要惊慌，镇定一些，总比慌慌张张、手忙脚乱来得好。按照下述步骤一步步慢慢来，再尽早到医院进行产后照顾就可以了。

1 假如来不及上医院就发现孩子已经快生出来了，为了避免孩子生在路上，最好就直接留在家里分娩。

2 拨打120电话，请120急救中心派最近的医生到家里协助分娩。然后把家里的门打开，方便医生的到来。

3 产妇不要急于用力，先躺在床上，在臀下垫上毯子，避免胎宝宝太快出生，头撞到地。

4 产妇大口喘气，不要屏气用力。打开手掌轻轻压住阴道与肛门间，帮助胎头娩出。

5 当胎头娩出后轻轻下压胎头，帮助前肩娩出，再轻轻上抬胎头，帮助后肩娩出。

6 因为有羊水和胎脂的关系，胎宝宝会很滑，应小心用干净毛巾包裹并擦拭。胎儿容易失温，要注意保暖。

7 胎宝宝产出后，不要急着自己拿剪刀把脐带剪断。万一剪刀没有消毒干净的话，很容易因为细菌感染导致破伤风，可以等医生过来处理。也可自行将剪刀消毒后剪掉。剪时注意脐带用橡皮筋或绳子在中间绑紧，留出至少距离胎儿腹部5厘米以上。

8 通常在胎儿娩出后15分钟内，胎盘会伴随一阵子宫收缩娩出。假如没有，不用急着拉出来，等到医院车上急产的处理方法再处理。

9 处理完毕之后，母子两人还是应该上医院报到。胎宝宝需要做身体检查，而产妇也要进行后期卫生处理，以防感染。

Q 总产程不足多少小时称为急产？

A 整个分娩全程，从腹痛开始到生产结束，不应少于3小时。不足在这个时间的，就属于急产。

临产前的心理调试

不怕难产

大多数准妈妈对分娩无经验、无知识，对宫缩、见红、破膜害怕紧张，不知所措，不吃少睡。怕痛、怕出血、怕胎儿意外、怕生不下来再剖宫产。是顺产还是难产，一般取决于产力、产道和胎儿三个因素。对后两个因素，一般产前都能作出判断，如果有异常发生，肯定会在此前决定进行剖宫产。

所以，只要产力正常，自然分娩的希望很大。如果每天担心自己会难产，势必会造成很大的心理负担，正确的态度是调动自身的有利因素，积极参与分娩。即使因为特殊的原因不能自然分娩，也不要情绪沮丧，还可以采取别的分娩方式。

不怕痛

受亲属、母亲、姐妹的影响，周围环境发生的事情，病房内其他产妇的分娩经过，待产室内其他产妇的嚎叫或呻吟等刺激造成。

子宫收缩可能会让你感到有些疼，但这并非不能耐受。如果出现疼痛，医生会让你深呼吸或对你进行按摩减少疼痛，如果实在不行，还可以用安定等药物来镇痛。

生男生女都一样

带着沉重的思想负担进入产房会使产妇大脑皮层形成兴奋灶，抑制垂体催产素的分泌，使分娩不能正常进行。其实只要孩子平安降生，生男孩还是女孩都一样。千万不要对孩子的性别过分地期盼，一旦事与愿违，则有可能成为产后出血的诱因。

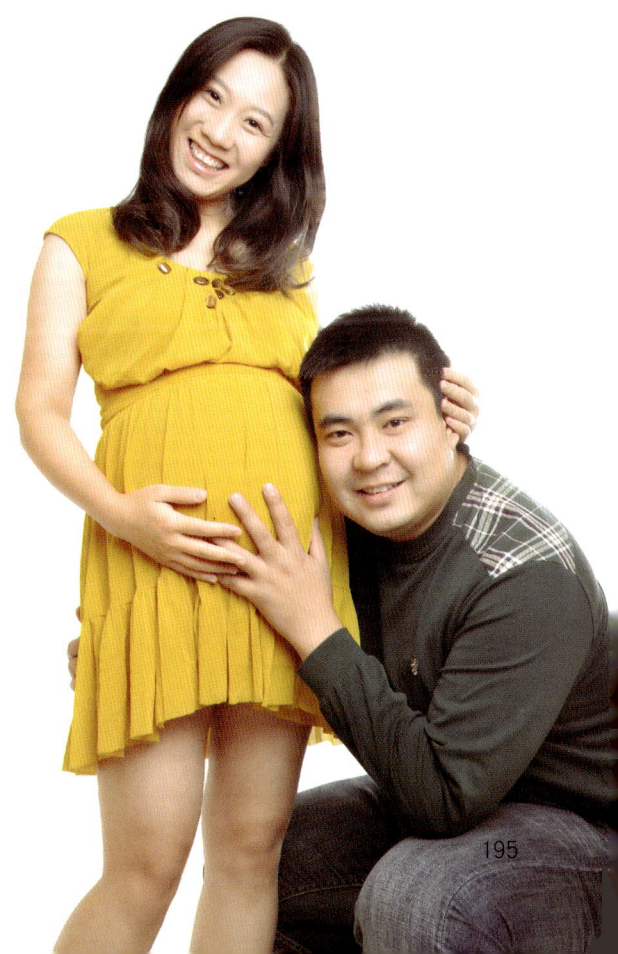

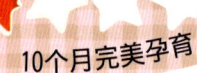

第三十九周
了解分娩知识

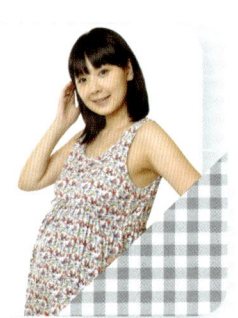

分娩的三个过程

分娩前的历程虽漫长难挨，却是必经的。如果对分娩有事前认识、事先准备及心理准备，那么当分娩真正来临时，就不会因不了解而忧心忡忡，也就有足够力量去渡过阵痛的难关。相信当看到期待已久的小宝贝的可爱模样时，妈妈会感到之前所有的辛苦都是值得的。

分娩过程由子宫收缩开始，到子宫口开全至胎儿、胎盘娩出。按照产程进展的不同阶段，一般分为三个阶段。

第一阶段：宫口扩张期

这一阶段是指从产妇出现规律性的子宫收缩开始，到宫口开大10厘米为止。这一阶段时间很长，随着产程进展宫缩越来越频、越强，宫口扩张速度也会加快。一般初产妇8～12小时，经产妇6～8小时，宫口扩张的速度不是均匀的。子宫收缩每隔2～3分钟出现一次，每次持续60～90秒钟。通常是身体、精神最为紧张的阶段。产妇应该做的心理准备是正确对待宫缩时的疼痛，因为宫缩带来疼痛也带来希望，应该想到的是每次宫缩都是胎儿向目的地又前进了一步。助产士会随时检查宫缩口扩张的情况，在子宫收缩间隙的时候，产妇可以在房间里适当走走，放松一下，在子宫收缩时，可以反坐在靠背椅上，双膝分开，手臂放在靠背椅上，将头靠在手上。多与助产士交换意见，取得助产士指导。

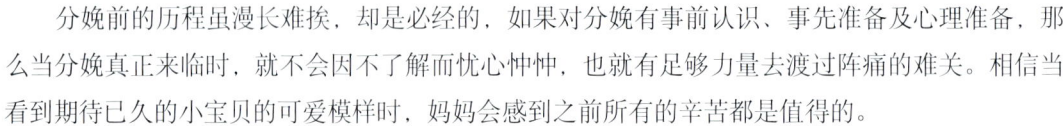

 有什么技巧可加速分娩的过程，减少分娩的痛苦呢？

 有以下几种方法：由助产士陪伴孕妇分娩；产妇可以选择舒缓的音乐帮助分娩；调节呼吸的频率和节律。

准妈妈应照常吃些高热能的液体或半流质食物。在我国有一良好的传统习惯，这就是产妇在临产前要吃一些红糖水加鸡蛋、鸡枣汤、桂圆汤等营养丰富、热能高的食物，这是一种很好的营养与热能的补充方法。因为产妇分娩顺利与否，除了胎儿大小、胎位如何、骨盆大小及形态的因素以外，还有一个很重要并起决定性的因素，这就是产力。所谓产力即指子宫肌肉和腹肌的收缩力而言，子宫收缩需要一定的能量。因此，增加一定量的热能以补充体力消耗是很有必要的。对不能进食者，应给予10%的葡萄糖液500～1000毫升静脉滴注，内加维生素C500毫克。另外产妇经过一段时间熟睡，改善全身状态后，也能使体力恢复，子宫收缩力转强。如若做不到产妇临产后和产程中及时补充营养和热能，势必影响产力的正常发挥，使产妇过于疲劳，导致产程延长，给产妇和未出世的孩子带来不利。巧克力是由奶油或牛奶、白糖、可可粉等精制而成的营养丰富、热能较高的食品。因此，产妇在临产后和产程中吃些巧克力，无疑是一种简便、易行、增强产力的方法。

第二阶段：胎儿娩出期

这一阶段是指从宫口开全到胎儿娩出为止。此时子宫口开全，产妇有一种急欲生下孩子的感觉，这完全是一种不由自主的行为。这一阶段初产妇需1～2小时，经产妇1小时以内。此时，产妇会感觉宫缩痛减轻，但在宫缩时会有不由自主的排便感，这是胎头压迫直肠引起的。每次子宫收缩的过程中，胎儿的头顶会从阴道口露出，子宫收缩停止，胎头即缩回，这样反复几次，胎儿的头慢慢地娩出直至胎儿身体全部娩出。此时，产妇应做的心理准备是，学会宫缩时正确屏气向下用力，调动腹直肌和肛提肌的力量帮助胎儿顺利娩出。宫缩间歇时停止用力，抓紧休息。当胎头即将娩出时要张嘴哈气，避免猛劲使胎头娩出过快，造成会阴撕裂。

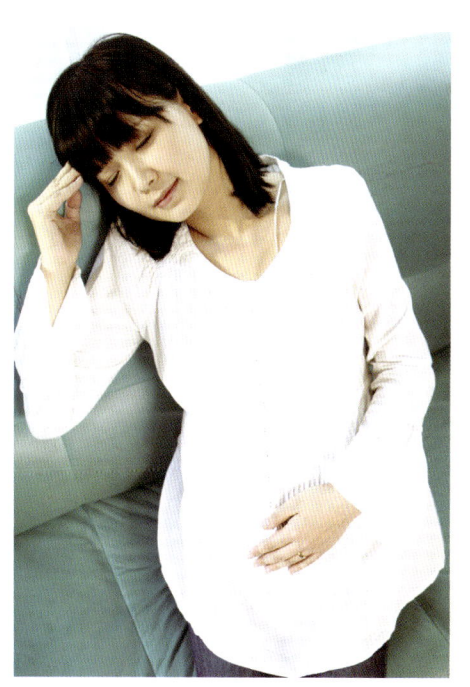

Q 顺产时第一产程和第二产程哪一段痛苦小一些？

A 因人而异，这个时候是很讲究用力的方法的，肚子痛的时候用力，不痛的时候休息，预产期还有一个月左右的时候可以开始练习用力，到时会有帮助的。

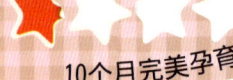

第三阶段：胎盘娩出期

这一阶段是指从胎儿娩出到胎盘娩出的过程，一般在10～20分钟。第二产程结束后，子宫会有几十分钟的休息时间，然后再度出现宫缩，这时子宫收缩的幅度明显增加，宫腔内部面积不断缩小，胎盘无法继续存在下去，随着最后的几次宫缩，胎盘最终与子宫分离、娩出。经过了前两个产程，产妇可能感觉不到这一阶段宫缩的疼痛。如果胎儿确实难以从阴道娩出，例如骨盆狭窄、胎儿过大或胎位异常、宫缩乏力及妊娠并发心脏病等的准妈妈最好采用剖宫产的办法，这对准妈妈的健康、胎儿的平安都十分有利。胎儿娩出后不久，随着轻微的疼痛胎盘剥离排出。胎盘排出后，要检查产道有无裂伤并缝合伤口。

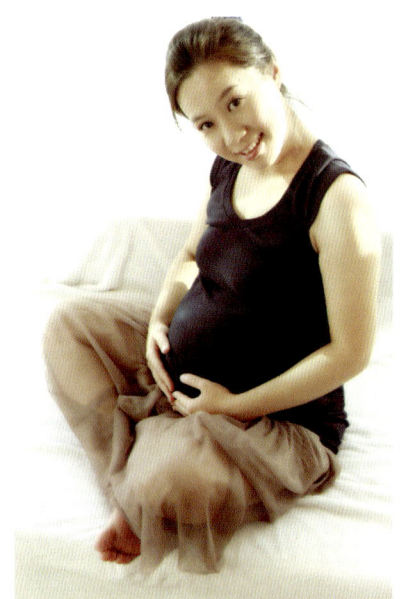

分娩方式

自然分娩

即自然阴道分娩，胎儿经阴道自然娩出。这是最理想、最安全的分娩方式，也是医生对健康准妈妈最常推荐的分娩方式。

产钳助产

这种分娩方式，是借助于一种特殊的工具，即用产钳来帮助准妈妈分娩，适合于在第二产程，子宫收缩乏力，产程延长，或产妇患有某些疾病，不宜在第二产程过度用力时使用。产钳分为两叶，两叶之间形成胎儿头大小并与胎儿头形状类似的空间，可将胎儿头环抱保护之中，以免胎儿头受挤压。助产者手扶钳柄，轻轻向外牵拉，帮助将胎儿头娩出。

 我快到预产期了，但并发了真菌性阴道炎，没有治疗，请问我该选择什么样的分娩方式好？

 要看炎症程度，及有无并发其他病原体的感染，炎症程度较轻的话可以观察，等产后再治疗，较重则需要在医生的指导下进行治疗，否则胎儿分娩过程中可能感染真菌，这样就会增加剖宫产的概率。

剖宫产

即经腹部切开子宫，将胎宝宝取出的分娩方式。这主要适用于胎儿过大，母亲的骨盆无法容纳胎头；母亲骨盆狭窄或畸形，分娩过程中，胎儿出现缺氧，短时间内无法通过阴道顺利分娩；母亲患有严重的妊娠高血压综合征等疾病无法承受自然分娩的，可行剖宫产。剖宫产是处理难产的主要手段，但不被认为是最理想的分娩方式。

无痛分娩

无痛分娩就是在分娩过程中，利用药物麻醉及其他的方法来减少或解除产妇分娩时的痛苦。是既止痛又不影响产程进展的一种分娩方式。

自然分娩和剖宫产的比较

分娩方式	优点	缺点
自然分娩	1.能很快下地活动 2.下奶早 3.更有利于产后的恢复 4.可免受剖宫产手术带来的痛苦与弊端，如麻醉的风险，手术的出血、创伤，术后的肠胀气等 5.使婴儿的肺部得到更好的锻炼	1.顺产会有产前的阵痛 2.产后会伤害会阴组织 3.产后会因子宫收缩不好而出血 4.胎儿过重，易造成难产 5.胎儿在子宫内发生意外，如脐绕颈、打结或脱垂等现象 6.产钳或真空吸引，协助生产时，会引起胎儿头部肿大
剖宫产	1.在绝对不可能从自然分娩时，施行剖宫产可以挽救母婴的生命 2.可以免去准妈妈遭受阵痛之苦 3.腹腔内如有其他疾病时，也可一并处理	1.胎宝宝的生存能力有所削弱 2.胎宝宝缺乏产道对感觉器官的挤压刺激，会出现感觉器官失调 3.可能出现后遗症

 请问怎样才能没有痛感自然顺利将胎宝宝生下来呢？

 "无痛分娩"技术对医院的环境和条件要求相当严格，所以建议孕妇在决定是否采用"无痛分娩"之前，咨询好所在医院的服务如何，产房设备是否合乎标准，医护人员人力是否足够等，这些在专业的妇婴医院都能有完善的配置和保障。

第四十周
与胎宝宝面对面

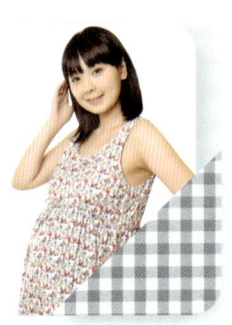

分娩会不会需要很长时间

分娩是一个非常复杂的过程，受着多种因素的影响，因此，分娩所用的时间也因人而异。一般来说，经产妇所用的时间较短，初产妇所用的时间长些。统计数据表明女性在分娩第一胎的时候平均花费大约12个小时，第二胎平均需要8.5个小时。但是这并不意味着女性在这十多个小时里要一直忍受没有间断的疼痛。每个人的情况也不尽相同。

分娩究竟需要多长时间因人而异，遗传因素也会起到一定的作用。因此，不妨询问母亲、姨妈和外祖母的分娩过程，提前做好心理准备多少会有所帮助。

有的产妇宫缩特别强，产程也明显地缩短，不到三小时就分娩，称为"急产"。还有的产妇，因为年龄和精神因素，对分娩充满了畏惧，还没有正式临产，生活节奏就已经被打乱，吃不好，睡不好，结果消耗了体力，到正式临产时则疲乏无力，因而产程延长了，如果产程超过24小时则称为"滞产"。

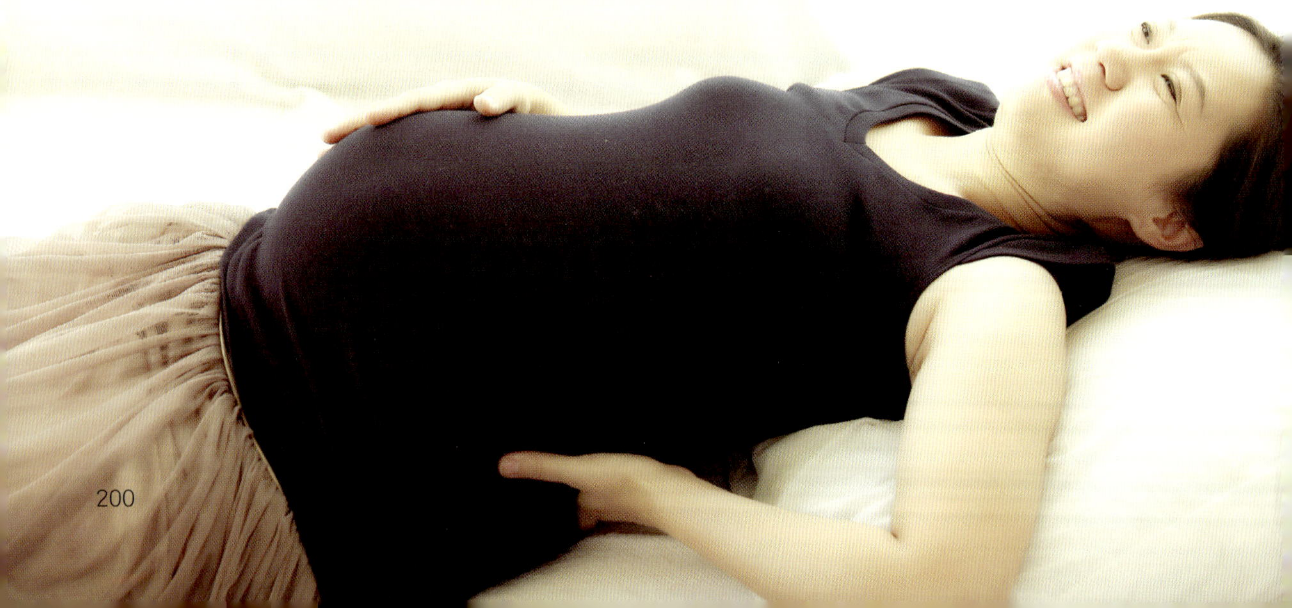

怀孕第十个月　终于等到这一天

练"奇招"缓解产妇痛苦

在妻子分娩的过程中，你是不是比她还要焦虑和恐惧呢？学好几招吧，聪明的男人在女人的关键时刻一定要表现出色，当好配角，让妻子在分娩过程中享受你的体贴，增加自信心，让胎宝宝健康顺利地和你见面。

方法	做法
营造气氛	在分娩过程中，妻子正忍受着极大的痛苦。为了转移她的注意力，鼓励她忍住疼痛，在阵痛间隙可以和她一起回忆以前可笑的生活事件，畅想即将诞生的胎宝宝的模样，调侃胎宝宝会像彼此的缺点，以及将来怎样培养他，会如何调皮，如何可爱，生活会如何精彩等，竭尽全力制造轻松气氛
语言鼓励	你的语言鼓励是产妇的"安心丸"。在陪产的过程中坚持鼓励她表现出色，表现出对她能够顺利分娩具有信心，一再表白对她的感情和感激之情，一定要让她知道她将带给你们的生活一个崭新的开始
学几招按摩	在产妇整个分娩的过程中，通过对产妇不同身体部位的按摩，可以达到放松肌肉、缓解疼痛的效果。你可以学几招管用的按摩手法，比如背部按摩、腰部按摩及腹两侧按摩等，缓解她的疼痛
点滴关怀	产妇在分娩过程中，体力消耗巨大，汗水淋漓，虽然没有胃口吃什么东西，但是需要喝水。对于产程长的产妇，有时候需要强迫她进食，要准备好充足的水或点心，随时准备给她补充能量。在整个过程中温柔地帮她擦干汗水，也是给她最好的关怀
包容责备	准妈妈在分娩过程中可能会有过激或反常的表现，比如大哭大叫，产房里的准爸爸常常会成为攻击对象。在这种情况下，你千万不可流露出任何责备，对一些生理的异常反应要表现出极大的理解和容忍。这个时候男人的表现甚至会影响以后的夫妻感情和家庭生活，所以这时一定要沉住气，尽量安慰她，协助她度过这一艰辛的过程

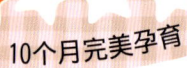
10个月完美孕育

分娩头三天怎么吃

新妈妈刚刚生产，身体还很虚弱，正所谓"虚不胜补"不适宜太早进补，一周内应该以清淡易消化的食物为主。而且如果是剖宫产的话，术后6小时禁止饮水及进食，即使是6小时后，也只能喝水及吃较稀的白粥，要等排气（放屁）后，才可以正常进食。

新妈妈分娩后数小时至一日内，最好吃流质或者半流质食品，例如牛奶、蛋花汤、红糖水、小米粥等。因为在分娩的过程中体力消耗大、出汗多，新妈妈体内体液不足，胃液分泌减少使消化功能下降。所以，此时身体最需要的是水分及容易消化的清淡食品。喝牛奶可以补充体内的钙损耗。

过两天，新妈妈的体力尚未恢复，食物以清淡、不油腻、易消化、易吸收、营养丰富为佳，形式为流质或半流质。可食用牛奶、豆浆、藕粉、糖水煮鸡蛋、蒸鸡蛋羹、馄饨、小米粥等。这个时候不能吃辛辣刺激性的食物。

剖宫产的新妈妈一般需要在产后36小时之后才可进食。每餐不要进食过多，因为此时新妈妈的胃肠功能还没有完全复原。三餐之间可以加餐，做到少量多餐，这样既可以保证营养的充分供给，又不至给肠胃增加过多负担。

新妈妈应该一日多餐。有研究表明，新妈妈一日吃五餐不仅有益于大脑和心脏，而且不但不会使体重过重，还达到可以减肥的目的，并有利于产后子宫的复旧。

应该特别注意的是，在分娩之后的3～4天之内，新妈妈不要急于进补，如进食炖汤类，因为炖汤类会促进乳汁分泌，而此时新妈妈的初乳尚不十分畅通，过早喝汤只会使乳房胀痛，引发乳腺疾病。以后随着身体和消化能力的慢慢恢复，新妈妈渐渐进入正常饮食。待泌乳通畅后，才可多喝汤。

产后医院生活备忘

刚分娩后：还有阵痛和会阴的痛感，要好好休息，尽量频繁地哺乳。

住院1～2天：每隔1～3小时，胎宝宝就会想喝奶，这时就要进行哺乳。

住院3～4天：进行会阴开切的妈妈可以看情况拆线了。

住院5～6天：接受出院后的生活指导。进行血液检查，来检测婴儿是否有先天性异常。

怀孕第十个月　终于等到这一天

准妈妈寄语

准妈妈妊娠记录

我终于见到你了，
我最最亲爱的宝贝！

胎宝宝的生日：

出生时间：

体重：

身长：

当时还有谁在那里：

第一次抱胎宝宝的感觉：

胎宝宝出生的经过：